生醫新藍海

李宗洲博士 編著

目 錄 **contents**

推薦序

六大新興產業
帶動台灣寧靜革命

　　為因應當前經濟情勢，開拓產業多元發展，政府相關部會於2009年3月起擘畫與推動六大新興產業發展方案，預計2009年至2012年將投入2,000億台幣，經過相關資源的投入與各界共同努力，預期至2012年可新創1兆1,756億元產值，並創造45萬人就業機會。

　　六大方案包括「台灣生技起飛鑽石行動方案」、「觀光拔尖領航方案」、「綠色能源產業旭升方案」、「健康照護升值白金方案」、「精緻農業健康卓越方案」、「文化創意產業發展方案」。

　　「台灣生技起飛鑽石行動方案」的4大推動主軸分別是產業化研發中心、生技創投、生技整合育成、改組成立食品藥物管理局，預期可提昇我國藥品轉譯研究及醫療雛形品開發能量，完善藥物研發鍊基磐建構，促進上游研發成果商業化發展；強化審查效率，推動法規協和化；啟動10年後，生技園區與聚落將逐漸成型，進而帶動周邊產業與就業發展。

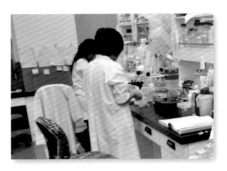

　　接著「觀光拔尖領航計畫」則將朝國際觀光方向努力規劃，運用大三通兩岸航線的增班及未來延遠權拓展的契機，努力發展台灣成為東亞觀光交流轉運中心及國際觀光重要旅遊目的地，進而提升國內旅遊品質，增加外匯收入。其次是政府「低碳施政」中相當重要的一環——「綠色能源產業旭升方案」，由於台灣在電資通、光電及材料等產業有厚實基礎，因此在發展綠能產業上具有極大優勢，政府也期望彙集國內相關異業成更大發展力道，引領台灣成為能源技術及生產大國。

　　再者，「健康照護升值白金方案」是希望透過健全醫療體系、就醫

方便、服務品質高且費用合理、醫療資訊技術發達等4項特色，推動健康照護計畫，使整個台灣社會受益，讓台灣人民過更好的生活。「精緻農業健康卓越方案」則是將應用台灣高素質研究人力、多樣生態文化及發達的資通訊環境基礎，運用基因選種、疫苗開發等新技術，推動小地主大佃農、品牌行銷等新經營模式，進而開拓休閒養生、銀髮族、高所得等新興市場。最後一波，也是行銷台灣美好價值的「文化創意產業發展方案」，方案目的是要將台灣無形的文化資產轉化為有形的文化創意產業，透過環境整備及旗艦產業等兩大主軸，達到使台灣成為亞太文創產業會流中心的願景。

六大新興產業的推出，將會是一個寧靜的革命，除了促進產業多角化多元化經營，更將藉由優質的資通、電子基礎，協助產業的孕育與推動，以維繫產業國際競爭力，同時兼顧國民生活品質，把台灣帶向美好的未來。相信待經濟回春時，台灣產業必將迎風再起。

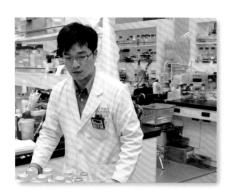

劉兆玄

（本文作者為前行政院院長、
現任文化總會會長）

推薦序
21世紀
生技無所不在的時代

生技已成全球關注的一項產業，2006年全球生技製藥產業市場規模有8000億美元，估計2020年將超過2兆美元，而台灣的生化科技發展也已超過20年，政府在此方面投資相當可觀，養成很多優秀人才，並累積很多智慧財產，尤其2009年3月行政院啟動「生技起飛鑽石行動」方案，更展現台灣發展生技產業決心。

生技產業中以新藥、高階醫療器材利潤最高，台灣的優勢也是新藥、醫療器材以及農業生技。但過去台灣生技產業多半鎖定在中小企業的發展，經營模式傾向製造業。生技製藥方面多為專利過期的學名藥，缺乏新藥；醫療器材方面也多半為利潤微薄的低階產品；農業生技與中草藥的發展看似蓬勃，卻缺乏國際化和科學實証，投資者在過去幾年很少成功，對於生技產業也持保守態度。

但事實上，相較其他國家，台灣的人才和研發能量並不遜色，且台灣在大學和研究機構的投資相當穩定，造就不少研發創新人才。若從專利數

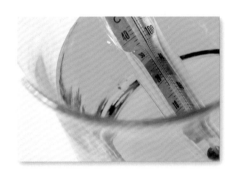

量來看，台灣居全世界排名第四，以人口比例來算更排名第一名。只是較為可惜的是，我們往往無法將累積的智慧財產變成具商業價值的產品，亦即無法有效轉譯研究，或在完善的技轉機制底下，將早期研發成果轉譯成較有商業價值的初期產物。例如中研院獲得的生技專利佔全國三分之一，卻很少轉換成商品，如果能透過合作或技轉往前走一步，走向動物試驗評估藥效及安全性，或初期人體臨床試驗，就能有其價值。

在全球積極發展生技產業的同時，台灣政府與生技產業更應從人才、資金、法規去建構更好的基礎環境。慶幸的是，台灣政府已意識到生

技的重要性，除了將「生技起飛鑽石行動」列為六大新興產業重點方案，並將生技產業的主軸定位設定在強化第二棒（研究產業化），希望以基礎研究成果帶動產業發展，並進一步創造產業經濟產值和國家整體產值。

21世紀將是生技的時代，數十年後人們的生老病死、食衣住行都會與生技息息相關；幾乎所有產業也都會與生技有關，不是以生技為主要業務，就是生技的週邊產品，或是利用生物技術來支援或解決問題。發展生技不一定能夠馬上成功，但絕對是值得走的一條路。

未來台灣在生技發展上應該走向怎樣的道路？應該開發怎樣的項目？都值得好好思考。但可以肯定的是，台灣具有眾多人才的優勢，若能妥善應用人才，妥善應用台灣創新發明的優勢，台灣的生技產業將可在世界舞台佔有一席之地。

翁啟惠

（本文作者為中央研究院院長）

推薦序
生技與醫療
血濃於水的兄弟

身為一位醫師，經常有人問我：「究竟如何養生？」每一次，我總是告訴人們不要忽視身體發出的訊息；很多疾病並非偶然，因為身體往往會透過疼痛、不適，甚至體重等方式來告訴我們。

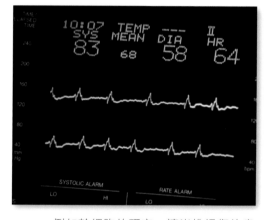

舉個簡單的例子，看是平凡無奇的體重卻代表非常多的身體指標，尤其是飲食的內容和數量、運動的進行與否、心情指數的參考等等，都可能影響體重的變化。而我也經常遇到不願意承認飲食習慣不佳的病人，他們總是堅持自己吃得不多、體型不胖，這個時候「證據會說話」的醫療科技就是最好的健康提醒。

生化科技和醫療服務宛如一對血濃於水的兄弟，兩者相輔相成，從生化科技的發展，不難看出醫療腳步的進程。尤其近年，生化科技突飛猛進，醫療技術因此有了長足進展；過去不容易早期發現的病灶，也因生技的進步而更容易及早發現及早治療。

例如幹細胞的研究，讓脊椎損傷的患者有了重新站起的機會，也讓腦中風患者有了恢復自由行動的希望；又例如先進電子視網膜和電子耳的發明，讓失明者、失聰者可以重見光明和再次聽到聲音。這些過去在臨床上不容易治療的疾病，如今因為生技起飛而有了新的解決方式。

當然，生技研發成果不僅被應用在疾病的治療，同時也被應用在預防方面。過去人類基因被視為上帝所寫下的「無字天書」，但現在人類基因解碼定序，人們發現人類的外貌、個

性、體態乃至於疾病，都與基因有極大關連，醫界對於疾病的治療和處理方式，也從過去面對同種疾病應用同種藥物或方法，提升至針對不同基因或族群應用不同治療方法，亦即個人化醫療。

在台灣的醫療服務產業邁向成熟階段，醫療資訊技術趨向發達的同時，欣見行政院科技顧問組主任李宗洲博士費心編著《生醫新藍海》一書，書中內容除介紹政府六大新興產業之「生技起飛」、「精緻農業」、「醫療照護」等重大方案，同時針對國內醫療生技發展現狀進行探討，內容包括再生醫學、個人化醫學、臨床

成果、國際醫療、中草藥發展以及國人所相當重視的癌症、肝炎聖戰等，難能可貴的是，各議題均一一實地採訪相關領域的國內專家、醫生或研究者，可見其製作之用心。

相信本書的出版，將為台灣近代生技發展留下精彩紀錄，亦能讓國人更加了解國內生技與醫療的發展與優勢。個人有幸提早閱讀，深感應讓李博士之用心和努力得到更大迴響，因此特別推薦給大家。

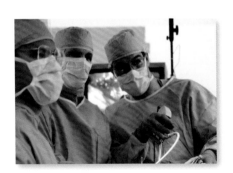

陳明豐

（本文作者為臺大醫院院長）

推薦序
發展生技
智慧財產應受重視

本人在擔任國立政治大學智慧財產研究所所長期間，和當時從美國歸來的陳桂恆教授一同接受行政院科技顧問組的委託，針對台灣生物科技研發成果的商品化與產業化進行評估。我們從法律、技術、法規及市場等幾個觀點作全面性的分析，評量的重點是生物技術的研發成果、智慧財產權的品質、商業化的潛力和產業化的可行性。結果，我們發現，台灣生物科技的研發能力及研發品質非常良好，但比較可

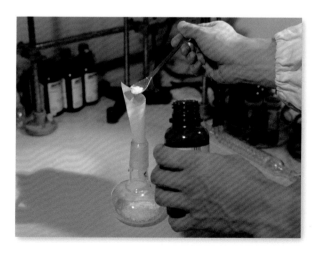

惜的是，因為對智慧財產的保護及商品化、產業化的經驗較少，導致最後國家所投入的資金與產出的成果不成比例，也因此引發外界的許多關注。

李宗洲博士是行政院科技顧問組的生技辦公室主任，我們在執行計畫的過程當中，經常與李主任有所互動，因而發覺李主任對於生物科技領域的熱忱非常令人敬佩。李主任不僅熟悉生物科技領域的專業知識，而且對於生物科技產業的熱忱也少有人能與他相比。李主任最近出版了最新的專著「生醫新藍海」，本人有幸先睹為快，讀畢之後，發現這本書所收集內容之豐富，實在出乎個人意料之外。他以深入淺出的文筆針對生醫的未來展望、生技產業發展策略、精

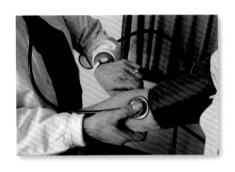

業人員而言，都非常適合閱讀。李主任所搜集的資料非常詳盡充實，我特別喜歡他對一些專有名詞利用「生醫小辭典」的方式來加以解釋和說明，這個設計顯示出他對於讀者的體貼與用心。本人極力推薦這本書，本書不只可以作為學校的參考教材，也可以讓產、官、學、研各界瞭解台灣生醫界整體的發展情況，頗值得一讀。

緻農業、卓越方案、健康照護、再生醫學、幹細胞、生物材料、基因檢測、轉譯醫學、癌症新藥、中草藥、遠距照護、觀光醫療、生技製藥等議題進行解析，而對於智慧財產領域的問題，也有相當精彩的著墨。

個人認為這一本書是在國內極少數讓一些非生醫專業的人士也能夠看懂的好書，這本書不只內容豐富，而且文圖並茂，對於中學、大學、研究所的學生或者產業界的專

劉江彬

（本文作者為財團法人磐安智慧財產教育基金會董事長、政治大學名譽教授）

生醫新藍海

打造台灣成為人性化生技王國

目前全球競相投入生技產業，亞洲市場被視為兵家必爭之地，台灣在面對全球化挑戰的同時，亦面臨人口高齡化與少子化趨勢，因此政府積極規劃發展健康醫療相關生技產業，希望兼顧產值效益，並提升人民福祉和生活品質。

台灣投入生化科技產業發展並非一朝一夕，20多年來政府在上游的投資已累積充沛的研發能量，在學術界從中研院、大學、國衛院、工研院，都有在新藥的開發上面豐碩的研究成果。但從研發至商品化等關鍵環節仍未能順利整合上、中、下游的價值鏈，以致尚無法創造出具體的產值，因此外界總覺得生物科技的產業起飛的速度不快。

為有效提升我國生技產業競爭力及發展成效，政府特別將生技列為六大新興產業之一，並具體提出「生技起飛鑽石行動方案」，希望強化生技製藥及醫療器材的發展，將已有的研究成果成功轉譯為可能藥物、醫材的候選或雛型品，即所謂強化「第二棒」，讓優良藥物候選開始做臨床實驗，進而強化醫療器材及製藥環境。由於台灣擁有堅強的資通訊產業實力，因此台灣在發展醫療器材方面也有很好的機會；若能結合資通訊產業既有優勢，不僅可強化醫療器材產業的國際競爭力，亦有機會推動生技產業成為繼半導體、面板、資通訊產業後的新兆元產業。

另外，發展生技產業的目的不只在於創造產值，更重要的目的是希望為人民創造幸福的生活環境。透過生技研發，未來有一天電子病歷終會實現，所有醫生看病時只要從電腦資料，就可看到病人過去的

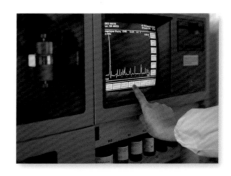

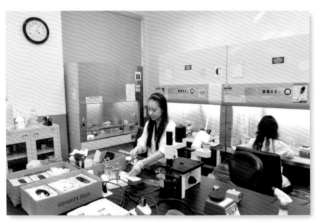

律的規範，但相信生化科技的進步，能為國人帶來更為便利更優質的醫療和生活環境。

科技是台灣的核心實力，期望台灣醫療產業能結合科技優勢，以及產、官、學、研各方面的能量，將台灣打造成為全球智慧生活科技的先驅及「人性化的生醫科技」王國。

病歷；非急症的病人不需要再到醫院去看門診，只要透過遠距照護系統就可以得到醫療人員的建議和協助；偏遠地區的醫療資源貧乏問題可望因此得到改善，龐大的健保支出也可能減少負擔。過去難以想像的醫療模式，正因為生技產業的發展而逐漸得到落實。雖然目前諸多議題和做法仍在討論階段，其中也牽涉到一些醫療行為必須要受到法

張進福

（本文作者為行政院政務委員）

自 序

期望生技產業
揮出漂亮全壘打

李宗洲

1970年，嘉義七虎隊代表遠東區參加世界少棒錦標賽；回國時，時任行政院副院長的蔣經國先生到場接機，並為返國的小選手打傘遮雨。而我，正是當時傘下的那個孩子。

因為曾經擔任少棒國手，我有著一段相當難忘的童年回憶；因為曾經代表國家出賽日本、美國，曾經在國際球場上與他國選手競賽，從那時開始，我便深刻體認到——要站上國際舞台與其他國家競爭，除了必須擁有實力、團隊充分合作，還必須找到正確的策略與方向。

離開棒球場多年後，我投入生技研究領域，2001年由美國回到台灣貢獻所學，並加入台灣生技產業的推動行列。回到台灣這些年，深刻感受台灣擁有極為優異的生技研發能力，可惜的是市場佈局考量不足，因而無法有效進行轉譯研究，或將研發成果轉化為有商業價值的產物。相較其他國家，台灣生技產業長期著重於製造和加工，甚少將智慧財產進行有價值移轉，相關產業創造的商機也往往無法與著重於研發與知識經濟的國家相比。再者，過去台灣法規不夠透明，導致生技產業基礎環境不夠友善，往往讓研發者寧可選擇留在海外，或本土研究人員受限於法規限制而無法有效進行技術移轉。

慶幸的是，政府對於生技產業相當重視，為鼓勵投資及吸引人才，「生技新藥產業發展條例」於2008年7月三讀通過頒布，鼓勵研究人員可轉與民間企業合作，將技術開發商品化，並於技術股權等有實際移轉時再課稅，此項法令鬆綁為台灣生技製藥產業帶來突破性進展。另外2009年，行政院陸續推動六大新興產業，3月率先通過「生技起飛鑽石行動方

案」，展現推動生技產業的決心。

　　協助規劃與推動「生技起飛鑽石行動方案」過程中，個人內心經常浮現當年與隊友們一起上場與其他國家選手競賽的場景，因為同樣的，想要帶動生技起飛，除了要有堅強的研發實力，更需要產官學研團隊合作，以及共同找到台灣生技產業的定位與方向。因此，「生技起飛鑽石行動方案」除了透過國發基金的投入，以期帶動投資與研發，同時著重於智慧財產權的保護與思考以及產業化機制的建立；另一方面，也積極思考如何在全球風起雲湧的生技產業大戰中，找到適合台灣自己的方向和策略，而不只是一窩蜂跟隨其他國家的腳步，反而忽略有利於台

1970年七虎隊前往美國比賽落敗後返國，時任行政院副院長的蔣經國親自前往接機，並為年紀最小的球員李宗洲撐傘。

灣本土生技產業發展或攸關國家種族特定疾病的研究。

　　編著本書的目的除了記錄台灣生技產業的脈動，也希望透過更多專家學者的建議與看法，更明確找到台灣生技產業的方向。同時希望讓更多國人藉由此書了解台灣在生技產業的實力，就像當年擁有實力堅強的少棒隊那樣，台灣擁有不輸其他國家的生技研發能量，只要群策群力，生技產業將為台灣經濟創造新契機。

　　如同打棒球時，一記球就是一個希望，可讓打者上壘，也可讓打者出局；生技研發的每個研究也都是希望，雖然擁有高風險，可能揮棒落空，但只要研發成功，可獲得的回報將不比其他產業遜色。尤其在科技蓬勃發展的時代，生技將與人們的食衣住行息息相關，生技產業發展亦將成為全球經濟的重要指標。

　　衷心期望台灣生技產業能在政府的帶動下，結合產官學研的共同能量，為台灣經濟注入全新活力，並在國際生技產業競賽場上，擊出一記漂亮的全壘打！

前　言
迎向生醫新藍海

　　為了讓國人了解台灣生技產業如何在民間、官方及學者專家的默默耕耘下走出一片天，也為了讓國人了解台灣如何在生技重點領域運用獨特優勢、發展產業藍海策略，進而揚名國際，行政院科技顧問組特別製作「生技科技島」、「生醫新藍海」等系列節目。

　　其中「生醫新藍海」系列節目內容包括再生醫學、個人化醫學、醫療器材、肝炎防治、癌症治療、觀光醫學、遠距照護、中草藥科學化、大師講座等專題報導。由於節目播出後，廣受各界好評，因此科技顧問組除了將內容傳送至網路「Youtube」，讓國內外觀眾可以隨時觀賞相關內容，同時也特別製作本書，希望提供國人更為豐富、新穎的生技資訊。

　　值得一提的是，本書雖以節目內容為基礎，但為求詳盡與深入，特別由科技顧問組李宗洲博士率領編輯採訪小組，再度一一走訪節目中已訪問或未訪問的專家學者及民間業者，以補強因時間限制而無法於節目中完整呈現的各種知識，提供更新、更進一步的訊息，同時介紹行政院推動之六大新興產業之一「生技起飛鑽石行動方案」。

　　僅以此書獻給所有為台灣生技奮鬥的人們，也感謝所有於百忙中撥冗接受訪問、分享寶貴經驗和資訊的專家學者；希望本書的出版能引起拋磚引玉效果，加深國人對於生物科技的了解與認識，進而共同關心台灣生技發展，為台灣生技前程注入更多的活力。

PART1
生醫新紀元

懷抱著長生不老、器官重生的夢想，
全世界正進入再生醫學的研究競賽中，
而台灣不管是在神經再生、類卵子研究，
或是幹細胞與癌症治療的研究方面，
都不讓國外專美於前，且有傑出成就；
同樣的，個人化醫學也是時代趨勢，
基因組成的些微差異，造成人們身體、外表大不同，
過去，罹患同一種疾病，治療方式大致一樣，
而今隨著基因科學的進步，
醫界開始針對不同的體質尋找個人最有效的治療方式，
台灣的個人化醫療時代也從此正式來臨。

再生醫學
開啟長生不老的想像

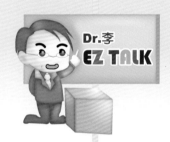

Dr.李
EZ TALK

幾千年來，人類一直希望能夠長生不老、青春永駐，即使這種想像仍是一個遙遠的夢想，但隨著再生醫學的誕生，人類數千年的宿願開始出現一絲契機。

再生醫學雖然是近20年才興起，但幹細胞的進展一日千里，現在科學家們正想盡辦法，要以幹細胞來培養出人類的器官。想像一下人體可以像機器般更換零件，一旦生病隨時可以換上新的器官，聽起來十分科幻的情節，現階段也許不可能發生，但再生醫學的研究日新月異，也許有一天人類終將打破「生老病死」的自然定律。

神經再生的奇蹟

癱瘓的孩子站起來

2001年，一個盛夏的中午，救護車尖銳的鳴笛聲劃破寧靜的校園，一名國二學生在慌亂中被送往醫院。在幾分鐘前，他還是個活蹦亂跳的大孩子，但是在一場追逐中，他手持鋼筷撞上牆壁，鋼筷反彈插進脖子，手術台上，分秒必爭的節奏裡，學生的命是被撿回來了，但因第五、六頸椎受到傷害，四肢從此完全不聽使喚，全身只剩下眼睛能動。

「很抱歉，這孩子只能一輩子躺在床上了。」醫生的宣判，讓男孩的父母雙腿發軟並抱頭痛哭，他們無法接受一個活蹦亂跳的孩子從此必須在床上度過下半生，更不知如何面對瞬間褪色的黑白人生。

但是，奇蹟，出現在意外發生一年後，這孩子幾個吃力的小碎步，串成醫界的一個大躍步。他從原本無法動彈，到上肢可以活動，再到下肢也可以行動，最後甚至可以站起來行走，正常地回到學校，一連串的不可思議，不僅讓一個長期煎熬的家庭重現曙光，更讓台灣在再生醫學領域跨出歷史性的一步。

鄭宏志推翻神經無法再生理論

造就這項奇蹟的是台北榮總神經醫學中心神經再生科鄭宏志主任，他應用原來在顯微外科手術的專長，結合「酸性纖維細胞生長素」與人體血漿組成的組織膠，以雞尾酒配方療法幫助這個男孩站起來，成果遙遙領先歐美國家的傳統縫合療法。幾年來，鄭醫師已成功幫助約50位病人恢復行動，當初那個幾近癱瘓的國中生，現在也已上了大學；而台灣在「再生醫學」這塊領域，也成了世界效法的對象。

鄭醫師首度成為國際媒體的焦點，是1996年7月。當時他

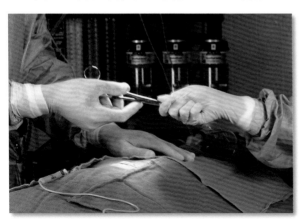

在國際知名的《Science》雜誌刊載一篇革命性的實驗報告，宣布一隻被截斷脊椎的癱瘓白老鼠，在手術後兩、三個月，腳竟然恢復了行動，短短兩千字的實驗報告，震撼了全球。這是全球第一宗哺乳動物成功的脊椎修復手術，不僅推翻幾百年來神經無法再生的理論，也帶動台灣率先進入脊髓修復人體試驗，為眾多脊椎損傷患者帶來希望。

在臨床中，經常應用患者腳背腓神經來作脊髓神經斷裂處的接合，鄭醫師有感而發地說：「人們腳背上的腓神經用來控制腳背的感覺，但如果把這條神經取下，用來取代斷裂的神經，並不會影響到腳的功能，我想，這是上帝留給外科醫生一個很好的禮物。」

上帝是否為人體的再生預備了其他禮物呢？鄭醫師的發現與成就，已經為再生醫學領域開啟更多的想像和希望。

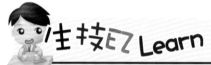

生技EZ Learn

神經再生研究的腳步

透過鄭宏志醫師所領導的榮總團隊和台大研究團隊的合作，在相關領域不斷有所突破。

過去鄭宏志醫師是取患者腳背的腓神經，接在脊髓神經斷裂處替代原有的神經導管和支架，經手術連接兩斷端後，注射神經再生膠促進神經生長；現在鄭醫師和台大醫工所黃義侑教授合作，經過大白鼠實驗研究發現：生物醫學材料「幾丁聚醣」（天然高分子材料）製成的神經導管，有助於吸引斷裂神經沿著導管再生，且「幾丁聚醣」一段時間後也可由人體吸收，不需再開刀取出。

因此目前多改利用「幾丁聚醣」做神經導管，接在斷裂神經上，再於導管內的空腔噴上可促進神經生長的細胞外基質，或在導管內塞入成體幹細胞，吸引斷裂神經在導管內生長，如同藤蔓攀附籬笆上生長般，既可免去取出腓神經的痛苦，也可應用在手臂神經叢斷裂、脊髓神經斷裂、頸椎神經斷裂等患者身上，達到神經再生的效果。

幹細胞帶來的希望

骨髓移植的研究

事實上，再生醫學的研究可回溯至1945年。當年美軍在日本廣島和長崎投下兩顆原子彈，一方面結束了第二次世界戰爭，一方面卻意外開啟了再生醫學的研究。

當時核爆中心1,500公尺內的許多居民因為經過大量放射線的照射，集體罹患白血症。50年代，科學家確認放射線對生物體最直接的傷害是造成染色體變異與造血系統損傷；60年代，科學家又發現骨髓中有一種特殊細胞—造血幹細胞，可以修復被破壞的造血功能，因而有了後來的骨髓移植。

台灣慈濟醫院在1993年10月率先成立「台灣骨髓資料捐贈中心」，大力提倡骨髓捐贈觀念。2002年「台灣骨髓資料捐贈中心」改制為「骨髓幹細胞中心」，十餘年間成功移植案例早已超過1,300例，致贈國家超過26國， 在人類免疫基因組織類型（ＨＬＡ）的年檢驗量超過2萬筆，為亞洲最大的免疫基因實驗室。

腦部患者的希望

除了脊髓損傷者，台灣目前至少有100萬名腦中風患者正在等待骨髓幹細胞移植，讓他們重新恢復正常行動。中國醫藥大學北港附設醫院媽祖醫院院長林欣榮教授指出，中風與脊髓損傷不同，中風多半是因為大腦內的小動

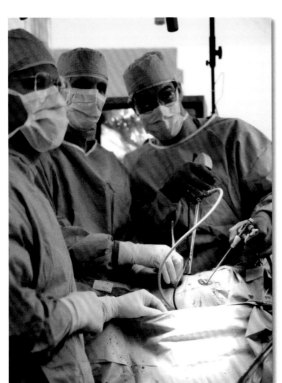

脈阻塞，導致身體運動控制功能受到影響。「這兩年我們針對6個病人進行治療，將病人自己的骨髓幹細胞以神經外科手術，立體定位局部麻醉；於頭骨開一個小洞，在病人清醒的情況下，用細針在神經纖維受損處植入500萬個CD34+幹細胞。經過兩年的追蹤，患者癒後狀況比原先好很多。」

林教授表示，雖然目前這項治療方式仍處於人體實驗階段，但60歲以下的患者復原程度甚至可至70%以上，從原來手不能張、腳不能動，不能刷牙、扣鈕扣，到可自己洗澡、自己走動，不需依靠輪椅，進而恢復生活自理能力，為不少中風患者帶來很大的希望。

他同時指出，阿茲海默症、腦性麻痺、漸凍人、帕金森氏症（主要是腦中的多巴細胞損壞）等都是幹細胞移植的對象，事實上，在進行此項中風患者幹細胞移植實驗之前，1996年台北榮民總醫院即針對10位帕金森氏症病人進行幹細胞移植，當時使用的是6至8週流產的胚胎，其中有兩位病人進步得非常好，復原程度達78%、80%，算是台灣第一個腦細胞的移植。「只是當時幹細胞品質不易控制，若是現在，品質應該更能獲得控制。」

林教授也提到，很多人都在思考，是否能利用幹細胞讓漸凍人壞掉的神經再恢復？他表示，現在美國FDA已經核准Neuralstem Inc.以神經幹細胞進行移植，預計在美國進行10幾位患者的臨床試驗；Neuralstem Inc.也與中國醫藥大學簽訂備忘錄，希望在中國醫藥大學進行人體試驗，預計近年內會有相關臨床試驗，並由中國醫藥大學負責執行臨床試驗。目前這項研究在動物實驗上的結果相當好，漸凍人神經復原也因此燃起了一絲亮光。

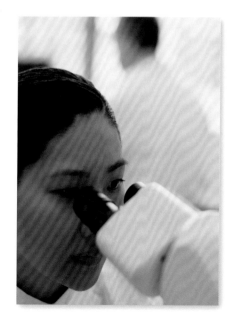

臍帶血從垃圾變成寶

救人寶寶出現了

　　由於臍帶裏的造血幹細胞，容易取得、排斥性又低，因而被視為再生醫學的一大珍寶。過去被丟棄的胎盤如今身價翻倍垃圾變黃金，新生兒的父母們開始儲存臍帶血。一袋袋臍帶血透過分離和處理，被放進液態氮桶裏冷凍，對人們而言，這正象徵著一個個希望的延續。

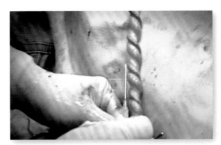

臍帶中的造血幹細胞為再生醫學研究領域的珍寶。

生醫小辭典

幹細胞

　　幹細胞（stem cell）是人體最原始的細胞，不但可以製造紅白血球和血小板，還可以分化為各種組織細胞，因此又被稱為「萬能細胞」。

　　幹細胞存在於人體內各個器官，但目前最為成熟的臨床應用，仍僅限於骨髓與臍帶血，依據美國國家衛生研究院的估計，新生兒用到自己臍帶血的機率是兩萬分之一，儘管如此，台灣在生技公司的推動之下，臍帶血的儲存率已高居世界第一，只是臍帶血的幹細胞數量很少，這使得臍帶血的移植手術相當容易失敗。

　　但幹細胞相當罕見且稀有，科學家必須克服困難在眾多細胞中追蹤幹細胞。例如臍帶血因為血量比較少，其中的幹細胞也比較少，所以移植時往往會面臨幹細胞數量不足的遺憾。不過，台灣的幹細胞科技已經能夠做6至8倍的增生，可以有效地讓受損的系統，很快速地恢復。

2008年1月，台灣出現亞洲第一例「救人寶寶（Rescue baby）」。一對帶有乙型地中海貧血基因的夫妻，為搶救患有嚴重地中海貧血的兩歲兒子，決定藉助醫學科技再度生育，在胚胎著床前先接受基因診斷，而且成功產下健康女嬰，並以新生妹妹的臍帶血救治哥哥。雖然類似案例，在國內外仍存在醫學與倫理的拉鋸，部分國家也嚴格規範家長訂做「救人寶寶」，但造血幹細胞的應用和功能已受到廣泛重視。

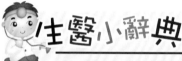

生醫小辭典

臍帶血作用

1986年，美國印第安那大學的Dr. Broxymyer發表人類新生兒臍帶血中存有豐富的「造血幹細胞」，功能不遜於骨髓，可以製造紅血球、白血球及血小板；1988年，法國巴黎大學的Dr. Gluckman宣稱全世界第一例臍帶的造血幹細胞移植成功，可替代傳統的「骨髓移植」，自此臍帶血受到高度重視。

臍帶血除了可用作自體移植（autologous transplant）外，也可用作家庭成員的同種異體移植（allogeneic transplant）。多年以來，不少兒童成功接受兄弟姊妹的臍血作移植用途，得以挽救生命。類似成功案例，吸引眾多研究人員投入幹細胞產業。

2001年全球幹細胞產業投注高達3.3億美元巨額，而我國的太景生技在國際競爭當中表現出色，所研發的「骨髓幹細胞驅動新藥」（TG-0054）已獲美國食品藥物管理局（FDA）批准進行臨床試驗，預計於近年上市。

該項藥物除了可大量從骨髓驅動幹細胞進入血液系統，在單獨使用狀況下，已足夠以自體或異體方式進行幹細胞移植，提高骨髓移植成功率，同時有助於治療老年眼部黃斑退化症及糖尿病嚴重下肢缺血症，這也是國內首宗完全由國人研發並進入全球人體臨床試驗的新藥。

缺什麼細胞，補什麼細胞

但許多人也許不知道，骨髓和臍帶裏的造血幹細胞，不過是人體內兩百多種幹細胞之一，幹細胞存在於各器官與組織中，通稱為成體幹細胞；紅血球每72天更新一次，不同的幹細胞各司其職的結果，讓人體有了基本的修補功能。

目前成體幹細胞的治療也出現令人振奮的成果，科學家已可應用化學藥物的誘導，製造出人類想要的細胞。台灣的研究團隊將人類臍帶幹細胞分化出胰島細胞，再將胰島細胞移植入患有糖尿病的動物身上。令研究小組興奮的是，這些動物開始分泌胰島素，一星期左右，血糖便逐漸接近正常。

透過幹細胞的修補功能，「缺什麼細胞，補什麼細胞」的模式，已經成功套用在動物實驗上面。未來人類可望研發胰島細胞改善糖尿病、誘導心肌細胞治療心臟衰竭，如此持續發展，人類長生不老之路，或許並沒有想像中的遙遠。

白斑病和毛囊細胞的治療

工研院在利用幹細胞修補細胞的研究上也有所成果。工研院生醫所副所長王玲美表示，工研院曾針對8位白斑病患者進行試驗，先自患者肚皮取得一塊錢大小的皮膚，並由工研院「細胞自備工廠」將幹細胞中的黑色素分離出來；再由醫生將白斑皮取下，將黑色素幹細胞植入患處。3～9個月之後，8人當中有6人癒後的患部皮膚成色相當不錯，幾乎恢復至正常膚色。目前這項研究仍在第一期試驗階段，但利用自體幹細胞治療白斑病已是指日可待的事。

王副所長同時指出，工研院也利用毛囊幹細胞針對毛囊皮脂腺分化進行研究。她表示：「最初進行此項研究的目的是希望幫助禿頭患者利用毛囊幹細胞讓頭髮再生，但目前植髮技術已相當進步，因此工研院改利用毛囊幹細胞誘導皮膚再生，希望藉此治療皮膚創傷並應用在美容用途。」

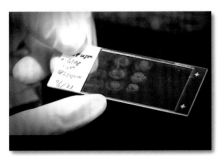

研究人員需不斷從細胞切片中尋找稀有的幹細胞。

複製卵子台灣之光

台大成功培植全球首例類卵子

2007年2月份《Human Reproduction》雜誌封面刊登著一項震驚醫學界的研究成果─台大醫院婦產部宣布成功從人類胚胎幹細胞中培養出可誘導、分化卵子的卵泡組織，這也是全球首度自幹細胞培養出生殖細胞，未來缺乏卵子的不孕婦女可望經由這類「類卵子」，訂做與自己基因相同的卵子，實現生育下一代的夢想。

台大醫院幹細胞研究召集人、台大醫院副院長何弘能表示，早期台大的研究都是讓幹細胞自由分化，但成功率並不高，甚至培養1萬顆細胞只能分化出1、2顆幹細胞，因此台大醫院持續進行研究，嘗試用不同的培養方式引導分化，目前已從萬分之2的分化比例提高為千分之2，進步了10倍至50倍左右。

儘管分化速度提升，但這些由胚胎幹細胞分化出的卵子「真正是一個卵子」嗎？何弘能副院長表示，目前僅能將胚胎幹細胞培養成

「類卵子」，而非真正的卵子，不過國際醫學雜誌也報導國外已有科學家利用皮膚纖維幹細胞培養出萬能幹細胞，並將萬能幹細胞植入老鼠功能喪失的卵巢，成功啟動卵巢功能孕育出小鼠。因此，即使從胚胎幹細胞分化卵子並培養出具備生育能力的卵子之路還很漫長，但利用幹細胞治療不孕症婦女卵巢功能一事似乎已不再是空談。

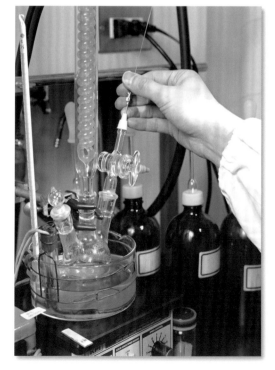

生醫小辭典

胚胎幹細胞

胚胎幹細胞是從胚胎中尚未分化的內細胞團中所取得的一種幹細胞，能發育成200種以上不同功能的成熟細胞型態（如腦細胞、血液細胞或心臟細胞）；在技術上，能夠無限制地複製（Replicate）下去。

國際研究認為胚胎幹細胞對心血管疾病、糖尿病、帕金森氏症、阿茲海默症等疾病的治療都有相當潛力。但由於胚胎幹細胞是從早期發育的人類胚胎中提取，會摧毀胚胎，因此，拿胚胎做研究，一直存在著「是否等同於殺人」的爭議。

即使是觀念先進的美國，在布希總統任內，亦禁止以聯邦經費資助研究胚胎幹細胞，其後數年，美國國會兩度通過議案要求行政部門解禁，但都遭到布希否決。

直到2009年3月9日，新任總統歐巴馬才推翻布希的政策，同意以聯邦經費資助研究胚胎幹細胞，但也掀起了「科學」與「信仰」的新論戰。

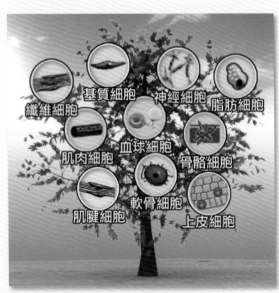

胚胎幹細胞就像一棵樹，可以發育成各種不同功能的成熟細胞。

訂做器官的想像

胚胎細胞的神通廣大

解開幹細胞的奧妙後，「訂做器官」成了人們對再生醫學最大的想像。

成體幹細胞存在成體的特定組織中，特質是增生和分化，一個可以變成兩個，兩個可以變成四個，成幾何級數的增加，例如，骨髓幹細胞、造血幹細胞、神經幹細胞。

相較於成體幹細胞有限的增生和分化能力，胚胎幹細胞更為神通廣大。例如從骨髓幹細胞只能變成血液的細胞，不能變成心臟、眼球、神經。但胚胎幹細胞除了無法變成胚胎和胎盤之外，卻能變成人體的每一個器官！透過胚胎幹細胞的研究，科學家希望向上帝借一隻手，讓人類器官也有再生的可能。

器官再生的研究競賽

2002年美國國科院發現，心臟被切除20%的斑馬魚，60天之後居然長回一個完好如初的心臟，全球因此瘋狂地投入心肌幹細胞的研究。其中，成大醫院也加入這個如火如荼的競逐，2007年8月，成大與哈佛醫學院共同證實，老鼠老化的心臟的確無法新陳代謝，但心肌梗塞的老鼠在3個月後，卻可長出新的心肌細胞。

此項實驗發現，在老鼠心肌梗塞的位置大部分細胞都死了，即使幹細胞仍無法讓這些細胞重新活躍，但在心肌邊陲地帶卻發現活躍的新細胞。這項哺乳動物心臟具有再生能力的實驗證明，立刻成為當期《Natural Medicine》的封面故事，更被美國幹細胞權威默瑞教授（Charles Murry），讚為相關領域最好的研究。

另一方面，美國麻省理工學院讓老鼠長出像人體耳朵的組織；英國也培養出一個硬幣大的人工肝臟並展開人體試驗。全球競賽似的實驗和發展，讓訂製器官的想像有了新的可能。科學家認為，利用胚胎幹細胞製造人體器官也許還長路漫漫，但在不久的將來，這或許不再是個神話。

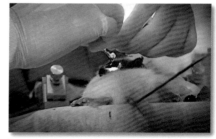

透過老鼠的實驗，證明哺乳動物的心臟具備再生能力。

成大醫院心肌幹細胞研究

傳統上，成年哺乳類動物的心臟始終被認為缺乏再生的能力；因此，一旦心臟缺血或發炎而導致心肌細胞壞死，就容易造成心臟衰竭乃至個體死亡。然而，成大醫學研究團隊心血管研究中心在主治醫師謝清河領導下，結合哈佛醫學院、辛辛那提兒童醫院，於2007年發表了「幹細胞具有再生心臟細胞的能力」研究報告，打破了以往的想法。

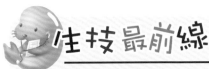

生技最前線

成體幹細胞研究

近幾年，幹細胞的研究朝向成體幹細胞（adult stem cells）發展，成體幹細胞是存留於胎兒和成人組織器官中，仍保有生長並分化成其他種細胞能力的細胞。

科學家認為許多從單一組織或器官分離出來的成體幹細胞，不僅可以產生該器官中不同的成熟細胞，更可以分化成其他種器官細胞，目前被運用在治療燙傷、肝細胞壞死等，及降低人類異體內臟移植排斥等。

目前已有許多國家正在進行成體組織的幹細胞複製，希望達到複製病人所需的組織或器官，例如擷取病人的肝臟或眼角膜細胞為病人複製幹細胞培養新的組織或器官。

根據2006年的一份研究報告《Adult Stem Cell Success Stories》指出，成體幹細胞已經成功治療超過70種以上的疾病與傷害。

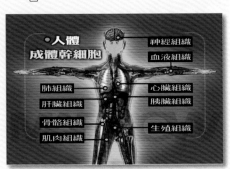

人體成體幹細胞被視為複製器官的希望。

生技最前線

牙齒成功再生

　　目前幹細胞增生的技術，猶如電動馬達，讓「再生醫學」進入了全速前進的時代。

　　台灣從2007年起就積極啟動幹細胞研究計畫，在產官學研的合作下，整合出重要的研究成果，「再生醫學」也成生技產業的明日之星。其中，台灣獨步全球的，便是以迷你豬做實驗，成功運用牙胚幹細胞讓牙齒再生。

　　台大醫院牙醫師陳敏慧以和人類牙齒構造類似的豬隻進行活體實驗。先從還沒有長牙的迷你豬身上取出牙胚幹細胞，再把牙胚幹細胞放在生物材料支架上，給予生長液讓牙胚細胞生長，兩週後牙胚幹細胞成功地分化為牙胚細胞；將牙胚細胞種回10隻迷你豬的齒槽36個禮拜之後，竟長出漂亮的牙根和牙周組織。相關研究讓嚮往青春的人們燃起永保明眸皓齒的希望，乳牙幹細胞的保存也成了歐美近來最新的生物科技新話題。

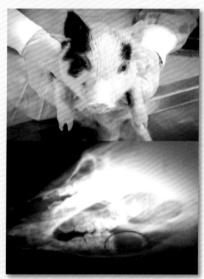

台大醫院牙醫師利用迷你豬進行牙齒再生的實驗。

幹細胞與生物材料相輔相成

自體移植避免排斥

　　儘管尚未找到人體器官再生的秘密，但各國科學家在幹細胞與生物材料的結合應用上，已有相當豐碩成果。

　　西班牙一個差點切除肺部的女子，由醫生先除去捐贈氣管可能造成排斥的細胞後，在僅剩膠原蛋白的骨架上，用病患自己的骨髓幹細胞，量身訂做了一根氣管，並完成了沒有任何排斥的移植手術。

　　此次手術是全球第一次成功利用病患本身的幹細胞進行量身訂製移植，對患者而言，未來不必擔心器官排斥的痛苦，對醫界而言，更是醫學史上的一項重大成就。

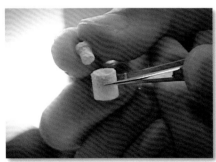

台大與工研院合作，利用病人健康軟骨結合生物材料進行軟骨修復手術。

用幹細胞修復毀損軟骨

　　類似的自體幹細胞與生物材料結合技術，其實在台灣早就有耀眼的成績。台大醫院和工研院攜手，利用自行研發的生醫材料，創下了軟骨修復手術的紀錄。過去做軟骨再生，必須要把病人的軟骨拿出來，送到實驗室裏培養三個禮拜再植回病人體內，但是新技術可以當場處理完畢，30分鐘內就可幫病人植回體內。

　　手術方法是先取下病人的健康軟骨，加以絞碎後游離出細胞，讓軟骨細胞包覆在生醫材料裏，再植入受傷的部位。換言之，就是應用患者自己的軟骨細胞，再加上人工材料設計成的特殊支架的多孔載體（一個軟骨層、一個硬骨層組裝成一個新的關節），用病人自己的細胞來修復軟骨。

　　當毀損的骨頭、肌肉與器官，能一一被修復的時候，殘燭的生命也將重新絢爛。每一年，台灣因為罹患退化性關節炎或關節軟骨受傷，而需要置換人工關節的患者超過一萬多人。台大與工研院的這項新技術，不只成為全球首例，同時也為患者帶來更大的福音。

幹細胞與癌症治療

如果幹細胞可能讓人類器官再生，是否也可能讓癌症不再是「不治之症」？

中研院院士洪明奇在幹細胞與癌症治療方面投入許多心血，尤其在乳癌治療上，他與研究團隊已針對乳癌幹細胞研發出新藥，且經過動物實驗證明，可殺死頑強的乳癌幹細胞，進而抑制乳癌的增生和擴散。此項研究目前與美國德州大學安德生癌症中心及中國醫藥大學進行密切合作，即將進入臨床實驗階段。

洪院士指出：「一般治療癌症，都以為只要殺死癌細胞就行了，但後來發現，大部份被殺死的都是一般癌細胞而不是癌症幹細胞；經過研究也發現癌細胞會帶有一種原始細胞，稱之為癌症幹細胞（cancer stem cell），這些幹細胞比一般癌症細胞更頑劣，對現行如電療、化療等治療，具有擷抗性作用，所以治療癌症時，如何殺死癌症幹細胞成為非

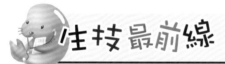

生技最前線

綠色螢光豬

幹細胞雖然功用很大，但出現的頻率卻很低（出現比例約為十萬分之一或更少）。對科學家而言，萃取幹細胞有如大海撈針。為了讓幹細胞有更明顯的標的，基因轉殖技術傲視全球的台灣有了所謂的「螢光豬」。

2006年，台大動物科學技術系助理教授吳信志博士率領的研究團隊成功培養出全球首隻螢光豬。在這些與人體器官相近的綠色螢光豬隻身上，幹細胞的位置及分化的情況無所遁形。技術人員只在豬隻身上打上藍光，就可以找到原本難以追蹤的成體幹細胞。

目前，綠色螢光豬已繁衍多代，透過對於豬隻螢光標的監控，研究人員可清楚追蹤綠色幹細胞的再生成效。未來將有利於運用在軟骨、牙齒、皮膚及韌帶，甚或是神經等組織再生醫學相關研究領域。

常重要的一環。」洪院士提到，目前的研究已可將癌症幹細胞分離出來，經過研究了解它的機制，並加以抑制或殺死，雖然各種癌症幹細胞呈現不同的頑劣特質，需分別加以了解，但這種方式對癌症治療已具有相當意義。

洪院士並表示，要殺死癌症幹細胞的方法很多，例如將殺傷力很強的基因，帶到癌症幹細胞裡面，癌症幹細胞就會被殺死。目前已可做到透過載體將如砲彈一樣的基因只放到癌細胞裡面，而不會對其他正常細胞產生作用，成功的例子有：胰腺癌、乳腺癌，此外，針對台灣常見的肝癌也有研究。「這部份在動物實驗上，我們做得很成功，希望能帶到臨床實驗，若是試驗成功，將來就可能變成一項治療藥物。」

醫療背後的道德問題

然而，幹細胞的研究仍存在道德上的分歧，有人認為胚胎幹細胞只是一群細胞，但有人認為精子與卵子結合後就是一個人。如果是一個人，卻被用作實驗或治療使用，那是否關係到殺生？

目前除了愛爾蘭、波蘭和奧地利等天主教國家外，全球包括英、法、荷蘭、加拿大、巴西以及新加坡和日本等國，大多有條件地開放胚胎幹細胞研究。以日本為例，當地科學家希望成立胚胎幹細胞庫，他們認為如果擁有幾百個胚胎幹細胞庫，其中的胚胎幹細胞就囊括日本大概95%人的不同HLA typing（人類白血球抗原），如此一來，最立即可見的效果就是不用擔心器官移植的排斥問題。

有關從事幹細胞研究的規範，台灣也進入立法階段，政府除了在2007年公布「人類胚胎及胚胎幹細胞研究倫理政策指引」，也於2008年通過「人類胚胎及胚胎幹細胞研究條例」草案。

未來法案一旦通過，政府將採「合理禁止」與「有效管理」策略

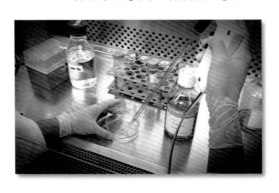

並行，雖然允許在沒有金錢的報酬下，對於人工受孕所剩餘的胚胎進行幹細胞的研究，但也規範研究用的胚胎來源，必須是自然流產或依法施行的人工流產，或者是依《人工生殖法》中規定可以提供研究使用的胚胎，以及「體細胞核」轉植製造的胚胎等；而且人類胚胎及胚胎幹細胞的研究，絕對不能植入人類或其他物種的子宮，也就是不得製造複製人，更不得以人工受精方式製造胚胎，甚至製造雜交體，及其他物種細胞核植入去核的人類卵細胞。

專家建議
再生醫學的未來

當幹細胞的研究風起雲湧，研究者不斷分化出人們想要的幹細胞，或複製更多的細胞來滿足人們的需求，但難免還是令人擔心幹細胞會不會變成癌細胞？會不會在植入身體以後產生突變？

中國醫藥大學北港附設醫院媽祖醫院院長林欣榮教授指出，目前醫學界針對臍帶血及成人幹細胞的應用，尚無大量複製，因此還算安全，但一旦經過大量複製，就很難保證是否會產生突變，因此目前研究單位也在發展科技，希望挑出可能突變的幹細胞。

林教授表示，在胚胎幹細胞部份，台灣的研究仍落後美國、日本和英國，但在成體與臍帶血幹細

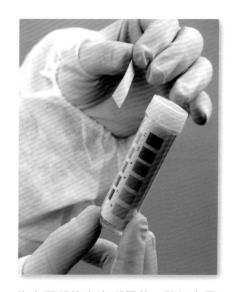

胞方面卻擁有專利優勢。譬如中國醫藥大學擁有腦中風幹細胞治療專利，台北榮總、中研院也各自擁有

不少項專利。不過目前台灣政府所投注的經費多用於鼓勵基礎研究，偏向文章發表，卻忽略臨床使用和智財權的爭取，以及如何讓產業願意投資進來。若是政府能重視臨床試驗，予以投注資助，相信台灣的研發之路會走得更穩健、更前面。

台大醫院何弘能副院長則提醒，所有的醫療行為都必須經過科學的驗證並擁有充足的證據。雖然再生醫學被各界視為治療多種疾病的契機，但人類在挑戰自然奧妙的同時，也應意識到「幹細胞」就像是「一把劍兩面刃」，也許可治療疾病，卻也可能造成難以彌補的後遺症。他認為，當人類急著想要解開上帝造人的秘密，也應正視其負面影響，而不只是一味放大其療效和功能。「尤其是站在第一線的醫生，不管科技如何進步，唯一不變的原則就是：只能作對病人有利的事，而不能做傷害病人的事。」

針對胚胎幹細胞研究所衍生出的倫理道德問題，工研院生醫所王玲美副所長表示，正是因為有此考量，所以工研院等研究單位在挑選研究題材時皆相當謹慎，如白斑病、毛囊幹細胞的研究，都是從皮膚取得，而不是從胚胎取得，在道德上較無爭議。

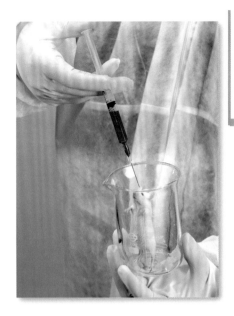

另外，她和中研院洪明奇院士同時提到，人類器官再生在未來是可能實現的事。她指出，未來甚至可能出現「organ shop」，也許不是完整的器官重生，而是替代性器官，但利用幹細胞培養出器官是有可能的。例如洗腎患者，也許可以利用再生醫學製造體外腎臟，這也不無可能；洪院士則提到，幾年前日本京都大學山中教授，已經發現所謂萬能幹細胞（IPS），並實驗發現若將其置放至成人已經分化的細胞內，可將其回復成幹細胞，這是一項極具突破性的研究，也是人類器官再生的契機。

基因檢測
開啓個人化醫療時代

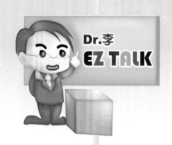

Dr.李
EZ TALK

　　為什麼有人怎麼吃都吃不胖？怎麼曬都曬不黑？一般人都認為是因為「體質」不同，但什麼是體質呢？又如何測量呢？其實體質有比較科學化的說法，就是基因的組成不同。基因組成不一樣，造成人體的差異以及對周遭環境反應不一。

　　過去，當人們罹患同一種疾病時，治療方式及醫師開的處方大致一樣，而今隨著基因科學的進步，醫界開始針對不同的體質找出對個人最有效且沒有副作用的治療方式，這也意謂著「個人化醫療的時代」已經正式來臨。

基因解碼－醫學新革命

體質遺傳影響先天健康狀況

隱身在熱鬧市區的小洋房，包覆著沁涼的綠意，結縭25年的吳姓夫婦平日蒔花弄草、生活愜意，只是十幾年來心中一直有個小小的陰影，那就是他們17歲的兒子患有嚴重的高膽固醇。之前他到醫院看病時，護士總會問家裡是不是吃得很豐盛？這令吳家父母相當困擾，因為家中飲食算是正常，兒子外表看來也不胖，卻不知為何膽固醇就是居高不下？

其實這位少年在孩童時期就出現症狀，12歲那一年膽固醇已是正常大人的三倍多。吳太太回憶自己父親那輩的長者，大都患有高膽固醇，而且父親的四兄弟中就有三個是晚上睡覺時突然胸悶、呼吸不正常，瞬間血液流不過去而回天乏術。現在，吳家四口有三人必須服藥控制，但他們的高膽固醇無關飲食，而是俗稱的遺傳體質，也就是受到基因的影響。

2001年基因序列解碼後，過去抽象的「體質」概念有了科學化的測量方法。研究人員只要讓原本帶負電的DNA跑到正極，之後再用UV顯色方式就可以把DNA圖拍下來，萃取後的DNA經過電泳和螢光定序後，再透過電腦進行分析結果，即是醫生診療的重要參考。

舉例來說，有些人膽固醇高，卻搞不清楚到底是原發型、遺傳型，還是因為罹患其他疾病所導致？但透過基因檢測卻可確定診斷究竟是何類型。如果是一般的高膽固醇症者可注意飲食、注意體重、多運動；如果為遺傳型，可能還是要藉助藥物。例如吳家兒子就是屬於遺傳型，經過藥物的控制和3、4年治療，膽固醇指數已從500多下降到100多，十幾年來遍尋名醫的吳家父母也終於擺脫心中的陰影。

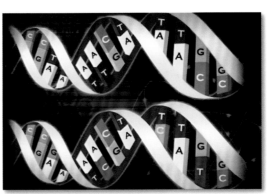

每個人都有自己獨有的基因序列。

生技EZ Learn

基因序列解碼

人類遺傳的秘密，藏在23對染色體當中，每條染色體上都帶有一定數量的基因，這些基因的序列，精密地編寫著個人的遺傳密碼。

基因為天生註定，所以每個人天生都有某些特定傾向，或較易罹患某一類型的疾病；在蒼茫人海中，找不到一模一樣的DNA序列，有趣的是人與人之間的基因僅僅有0.1%的不同，（人與猩猩的DNA相似程度也高達99%），但這種微乎其微的差距，卻造成你我外表、個性乃至於體質的極大不同。

基因定序－解開上帝的無字天書

基因研究邁入臨床應用

基因研究可追溯至1953年4月，在那個只有黑白印刷的年代裡，兩名科學家在《Nature》雜誌發表了一篇重要論文，確立史上最早的DNA雛型，從此人類在浩瀚的基因密碼中摸索了半個世紀。2003年，一位參與「人類基因圖譜計畫」的科學家正式發表，經過30億年演化與數年研究，基因組終於呈現在世人眼前，也讓世人知道基因組由受精卵、成年期直到死亡，一直承載人類的生命特性。

2003年全球科學家合力完成人類基因譜序列（the human genome project），基因研究正式邁入臨床應用，就像電腦軟體用「0」和「1」作為語言，生物是以「A」、「T」、「C」、「G」這四個字母做為位點標誌；人體內平均有30億個類似標誌，不同體質的形成就是因此四個字母有不同排序。

在此之前，人類的DNA宛如一本無字天書，科學家們想翻開這本書卻不知從何開始；但2003年以後

基因序列發表，這本無字天書變成了有字天書，這本30億字母的天書記載著許多遺傳疾病的問題所在，例如患者平均壽命只有在20歲的

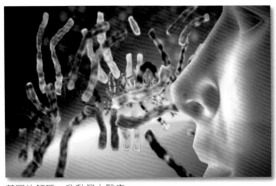

基因的解碼，啟動個人醫療。

「囊腫性纖維化（suffers of cystic fibrosis）」，是因為這30億個字母短缺了3個。

長期致力於基因研究的中研院生醫所陳垣崇所長表示，研究人員在做疾病研究時，若找到人類DNA上面的某個片段，就可拿著這本書進行比對，看看有何差異性，當發現差異便可假設是否因為基因差異造成患者致病的原因，或是藥物不良反應的原因。

生醫小辭典

基因檢測

　　基因檢測基本上是一種核酸分子檢測，基因本來是由不同核酸分子組合而成，目前的檢測方式為抽血後透過基因萃取與來擴增數量，再利用探針來判斷是否為研究者所需；如果探針不會跟它黏合在一起就表示並非所需，如果產生黏合就是找到目標了。

　　目前個人進行基因檢測的費用要視進行何種基因檢測而定，若是臨床基因檢測大約在數千元台幣，通常一個基因檢測平均為100美元；另外，也要看所做的基因檢測是否擁有專利，若有專利，費用的收取也會有所不同。

中研院找出癲癇藥物不良反應

　　中研院生醫所堪稱是國內基因研究最富生機的地方，2004年，這裡出現了領先全球的重大發現；在嚴密監控的無塵實驗室裡，研究團隊找出癲癇藥物過敏導致史蒂文森強生症候群（Stevens Johnson Syndrome）的重要基因，且帶有此種基因型者，藥物不良反應的風險比率要比其他人高上千倍。

　　由於這項發現，使得台灣健保減少支出，更挽救50條寶貴生命，日益成熟的基因研究，讓過去醫界無法突破的魔咒，一一被解開。中研院將此研究成果轉移給生技業者製作藥物過敏基因篩檢試劑，並取得衛生署藥證。為了降低副作用發生率，衛生署在2007年7月發出警語，讓病患在服藥前先作基因檢測。此舉不但比美國FDA提早了半年，也成為全球首樁將基因研究成果作為用藥警示的個案。

　　2007年中研院生醫所再創全球之先，針對不同基因型的心血管疾病患者如何使用的抗凝血劑Warfarin的研究有成果。陳垣崇所長指出，

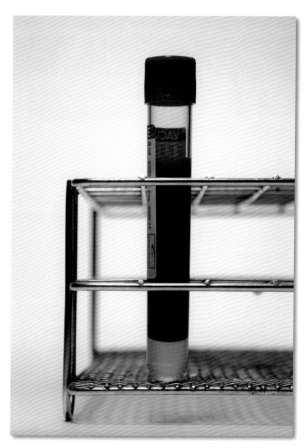

Warfarin主要用來治療腦中風、血栓等疾病，但藥量萬一太多會導致出血危險，太少則可能引發再中風；然而現在只要做基因檢測就能清楚掌握病患適當的劑量，對於治療心血管疾病黃金時間的掌握也能更精準。

目前台灣基因檢測研究範圍主要在乳癌、肺癌、糖尿病、高血壓以及大腸癌，中研院研究團隊從流行病學上得知未懷孕者或有生育但未哺乳者罹患乳癌機率較高；研究結果同時顯現，透過基因檢測，45歲女性健康檢查時可診測出自己罹患乳癌的風險，若屬於高風險，醫師就會建議必須每半年或一年進行一次追蹤檢查。

生技業者沈志隆也認為台灣推動健保10多年，有完備的健保資料庫，因此可從健保資料庫中看到藥害統計數字並進行分析比對，其中就會產生應用性的價值，進而進行藥害預防；他指出很多國家都沒有這套系統，所以要進行基因相關研究都要從零開始，很難去找好的題目做基礎研究，但台灣卻有此項優勢。目前基因檢測應用的疾病藥物有慢性病用藥如痛風、癲癇藥、口服抗凝血以及心血管等疾病，相關疾病都可藉由檢測了解病人是否適合使用相關藥物或是劑量多寡，以避免嚴重的藥害發生。

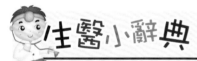

生醫小辭典

史蒂文森強生症候群（Stevens Johnson Syndrome）

史蒂文森強生症候群常有嚴重的藥物不良反應，即使以現在的醫療技術而言，嚴重者仍有30%的死亡率，不良反應的症狀會全身出現紅疹，且不只是在皮膚，還包括口腔黏膜、腸道黏膜以及呼吸道黏膜，罹患此病者通常不能吃、不能喝、不能呼吸。

中研院生醫所陳垣崇所長表示出現此藥物不良反應大多為亞洲人，研究發現發生藥害相對較多的藥品為含Carbanazepine成分製劑的藥物。

基因檢測預知一生健康

落實及早發現及早治療觀念

除了避免藥害的發生，早期的疾病診斷以及癌症病變一期、二期、三期、四期都能透過基因檢測來進行偵測。這些步驟在醫療上隱含極大意義，例如承載著極大痛苦的放射線治療，並不是每位癌症病患都得經歷；在手術後，到底需不需要再過這一關，上帝早在基因裡寫下了答案。

陳垣崇所長表示，個人化醫療很重要的兩個重點：就是預防和「及早發現及早治療」的概念，個人化醫療的確是未來的一個趨勢，過去無法實行個人化醫療是因為對個體之間的差異及為何有差異不了解，就好像同樣的藥、同樣的劑量有人吃了很有效，有人吃了卻無

效，甚至有人會因此藥物過敏。

陳垣崇所長進一步指出，因為個人基因組成的差異，即使罹患相同疾病的病患也可以有不同的治療方法，譬如治療高血壓的藥品很多，如何選擇對於病患最有效且不會產生副作用的藥品，就可以參考病患的基因型給予適當的藥品與劑量。

這項進步在過去也許是個夢想，但隨著許多基因慢慢被發現，甚至已經在臨床上被使用，個人化醫學逐漸得到落實；且台灣是相當適合實現個人化醫療的國家，因為台灣面積小、有90%的病人都集中在16家醫學中心，在實施個人化醫療過程中具有優勢，可走得比世界各國來得更快。

找出弱點基因

當然，基因檢測的貢獻不只在於醫學上的預防與治療，也能作為個人化健康生活指導的依據，舉凡減肥減不下來、喝兩杯咖啡就心悸，甚至抽菸之後會不會得肺癌，這一切都可從基因檢測找到答案。因此即使是健康的一

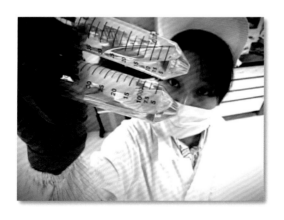

般人也可透過基因檢測方式，預知自己可能會罹患的疾病，進而透過飲食以及生活習慣的改變，來降低或延緩疾病的發生。

透過基因的檢測，醫生的角色不再只是治病而已，還可事先提醒病人避免自己容易罹患的病症。過去各方倡導戒菸，但抽菸的人多少有些駝鳥心態心想「不會是我」，但一旦經過基因檢測發現病人對煙霧裡的化學物質、多環芳香烴等沒有辦法處理，就表示這位病人擁有此項「弱點基因」，容易罹患肺癌，醫生就有更大的理由強制病人戒菸。

了解基因 減肥瘦身事半功倍

近來也有越來越多愛美人士透過基因檢測方式，希望找到自己一直無法成功瘦身的原因。其中，有人透過減肥基因檢查，發現自己有導致肥胖的「BMG3」基因，屬於肥胖的中度高危險群，若是飲食較為油膩，將會導致脂肪細胞愈來愈肥大，因此要忌口的不是米飯、麵條，而是油膩的烤鴨或炸雞。相較服用急速排水的減肥藥或選擇不進食的激烈方法，基因判讀已經為想要擁有窈窕身材的人找到更正確方向。

透過基因檢查的方式，受檢者可了解自己屬於何種基因型，並針對問題去解決。以減重者為例，若是知道問題點在哪裡，減重效果也會比較好，否則如同散彈打鳥，減重者不曉得何者為正確，經常人云亦云，以為別人有效，自己應該也會有效，最後卻又落得失望的下場；但若是能掌握基因的差異性，了解自身基因的弱點，以及體質影響食物和熱量的代謝能力，到底應該拒絕澱粉還是少碰油炸食物，才能對症下藥，達到事半功倍的效果。

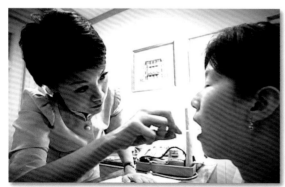

DNA存在於黏膜、皮膚、毛髮與血液中，採樣兩星期後可得知結果。

基因資料庫的建立

生物晶片宛如一把劍兩面刃

　　基因體的解碼為人類醫學帶來一個全新的領域，世界各國家紛紛建立自己的基因資料庫（DNA Storage Bank, or Biobank），希望能夠針對各族群特有的疾病與基因做有效且完整的研究。

　　目前全世界包括美國、英國、加拿大、芬蘭、冰島、愛沙尼亞、新加坡及日本等國共建立有13個基因資料庫，其中日本基因資料庫大約有20萬筆民眾的基因以及血清資料，可以提供日本研究人員研究使用；號稱亞洲最大華人基因資料庫的「賽亞」，也在2009年7月正式開發出全基因譜掃描，只要2c.c.的血就可以計算出18種疾病的風險指數。

　　經過一再嘗試與比對，人類已經成功找出包括高血壓、糖尿病、憂鬱症、氣喘、高血脂、乳癌、老人失智症等上百種疾病基因異位點，短短5年內有這樣的成就，除了日新月異的基因科技之外，得歸功於生物晶片（Biochip, GeneChip）。目前科技已經做到只要一滴血，生物晶片就可以判讀個人基因。

　　根據統計，全球的生物晶片正以每年25%的速度成長，2008年市場規模可達47億美元，而台灣也因為生物晶片技術躋身全球前四大製造平台，產品行銷美國、東歐及亞洲等地。

　　隨著這項檢測工具的普及，未來10年內全球將有5000萬人可擁有自己的基因圖譜。然而，這項研究似乎相當令人興奮，但背後的隱私權問題也隨之而來，因為一旦基因圖譜建

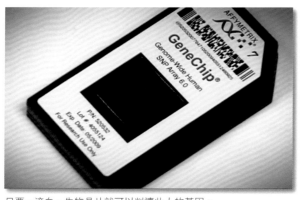

只要一滴血，生物晶片就可以判讀此人的基因。

立，保險公司將很容易取得員工基因資料，或者雇主也可以強迫員工去做檢測，如此一來相關人等就會知道受檢者先天上的基因問題，受檢者也會憂心產生工作的不確定性或保險被拒等。因此英國和日本在基因資料庫啟動後曾因民眾的反彈而一度中斷。但是在倫理與法律的拉鋸中，也有如薩丁尼亞島的人容易得地中海型貧血（Mediterranean anemia），為了解開遺傳疾病之謎而集體不斷朝基因研究方向前進。

兼顧倫理與法律 建立台灣資料庫

台灣到底要不要有自己的基因資料庫？又該如何在科學與倫理之間取得最大的平衡呢？2007年4月噶瑪蘭原住民唾液遭採集研究，族人提出異議，檢體才被銷毀；2008年曾有一位外科醫師乘手術之便未經家屬同意擅自擷取患者的腦組織，類似事件

暴露出基因科技對人權可能造成的侵犯，同時也需要更嚴謹的法律把關。

對此，陳垣崇所長表示晶片涵蓋許多個人隱私個資，萬一遭有心人取用確實有其道德風險，目前台灣的小嬰兒在出院以前會從腳踝取幾滴血進行檢驗，進行罕見疾病檢測，將來雖會將常見疾病或藥物基因放進個人晶片中，但由於目前國內健保卡僅限於檢測疾病使用，因此較無爭議。

且2010年1月7日立法院三讀通過「人體生物資料庫管理條例」，未來醫院、研究機構等採集人體器官、血液等檢體將有法可管，不得

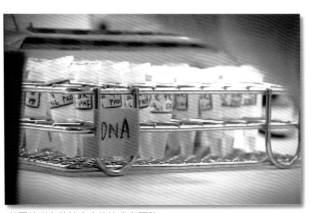

基因檢測有助於疾病的治療與預防。

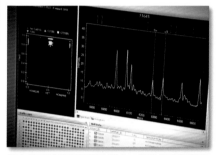

個人基因圖譜資料庫的建立，引發倫理與隱私權的爭議。

用在親子鑑定等司法用途，以保障參與者的個人資訊隱私。而且條例也規定，資料庫應該設置倫理委員會，由9到15位法律專家、社會工作人員等公正人士組成，以審查及監督生物庫的管理等相關事項。陳所長同時提到，美國已通過「禁止基因資訊歧視法案」《The Genotic Information Non-Discrimination Act 》，內容為

資訊知易通

台灣生物資料庫

　　台灣生物資料庫為一長期研究計畫，依據不同遺傳氏族在台灣地區居住分布的特性，預計在苗栗、嘉義及花蓮三地區邀請40歲～70歲民眾參與研究，建立屬於台灣地區的生物資料庫，針對本土常見的慢性疾病進行長期追蹤研究，資料蒐集包括參加者的健康情況、疾病史、生活環境資訊、生活型態和生物檢體。

　　之後長期追蹤參加者的健康變化情況，以進行常見慢性疾病基因與環境交互作用的相關研究，希望透過研究結果了解台灣人民常見疾病的致病因素，並協助改善疾病預防、治療，得以降低醫療成本，促進國人健康。

　　未來台灣生物資料庫基因研究走向將以公益為主，不做商業考量，預計將蒐集20萬筆資料，但此項計畫仍需要政府及社會持續的關注與支持。

任何保險公司、雇主不能因為被保險人或員工帶有某些疾病基因為由而拒保或解雇員工，雖然台灣因為全民健保體制底下相對問題較少，但相關議題和法案仍值得台灣思考與借鏡。

陳垣崇所長同時指出，族群和地區的差異導致不同的致病基因，每一個國家種族的基因容易罹患的疾病也不同，台灣不可能直接套用國外資料，長期來看，台灣仍應有自己的資料庫。

台灣會不會有自己的生物資料庫未來仍將有一番論戰，但是在倫理和法律的規範下，DNA提供的個人化醫療才是基因解碼賦予人類最大的意義。

日新月異的基因科技已跨足治療和預防醫學，現存最古老的中醫著作，在2500年前留下了「聖人不治已病，治未病」的箴言，這個當時聽起來遙遠的夢想，因為DNA的解碼終將實現。

毫無疑問地，基因科技已經成為21世紀科技的主流，台灣不但不能缺席，更要善用優勢，打造成亞洲最重要的基因體研究中心。

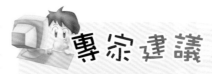

專家建議
培育專業解說人才

基因檢測提供人們提升健康與生活品質最佳參考與建議，但中研院生醫所陳垣崇所長也提醒，目前國內在基因檢測後，缺乏專業人士向受檢測者進行詳細的檢測解釋。因為醫生不見得擅長解釋，同時也較沒時間向受檢者詳細說明，因此在個人化醫療越形普及後，應積極培育相關專業人才。

他指出，類似人才在國外稱之為遺傳諮詢人員，但目前台灣這方面的醫護人員非常少，未來應儲備更多人才，以因應越來越多的基因檢測和個人化醫療服務。諸如帶有糖尿病基因的受檢者應該要注意哪些飲食、需要改變哪些生活習慣，或是有癌症基因的人，是否該進行X光照射或CT掃描，種種都需要有專業解說者向受檢者進行詳盡的解說。

PART2
疾病新聖戰

與國際相較，台灣的癌症防治之役起步算晚，
但在國內相關單位、醫療院所積極與癌症對抗下，
台灣的癌症防治大幅進步，
且在臨床試驗及新藥研發有突破性發展，
使癌症得以早期發現，存活率也逐年提高；
另外，台灣的肝炎防治舉世聞名，
不僅是全球首先實施全國性B肝疫苗接種計畫的國家，
更研發出享譽全球的C型肝炎合併療法，
同時近年積極開發治療肝癌新藥，
研究以基因體的方法學，
解決了21世紀肝病的種種問題。

向癌症宣戰
趕走死亡夢魘

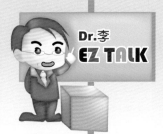

Dr.李
EZ TALK

　　癌症的死亡威脅，是人類揮之不去的夢魘！過去病人罹患癌症，幾乎是絕望的宣告。但隨著現代癌症治療學的快速進展，新一代治療藥物及療法不斷出現，癌症診斷與治療效果已大大提升。

　　台灣向癌症宣戰不過短短二十幾年，但在國內相關單位、醫療院所積極與癌症對抗下，台灣的癌症預防、篩檢、診斷、治療及追蹤都有大幅進步，癌症的基礎研究、新藥研發及臨床試驗也有突破性發展，連介於基礎與臨床之間的轉譯醫學研究也投入不少人力與資源，使癌症得以早期發現，癌症病患的存活率也逐年提高。相信在醫界與科學界的共同努力之下，終有一天癌症將與高血壓、糖尿病等疾病一樣成為慢性疾病，與人類和平共存。

癌症為新世紀人類第一殺手

全球癌症發生率每年1%成長

在衛生署公布的2008年國人十大死因中，癌症位居第一。在這之前，癌症已連續27年蟬聯十大死因之首，而且平均每13分30秒就有1人死於癌症；世界衛生組織最新公布的數據也顯示，2009年全球約有1,200萬個癌症新病例，有700萬人死於癌症；預估全球癌症發生率將以每年1%的幅度成長，至2030年將有2,000萬至2,600萬個癌症新病例，並有1,300萬至1,700萬人死於癌症。

癌症轉移易導致死亡

「癌症」又稱「惡性腫瘤」，是控制細胞生長增殖機制失常而引起的疾病。癌細胞除了會生長失控之外，還會局部侵入周遭正常組織，甚至經由體內循環或淋巴系統轉移到身體其他部分。

位於竹南的國家衛生研究院癌症研究所（簡稱國衛院癌研所）副所長陳立宗舉例指出，癌細胞被診斷出來時，最小的直徑約1公分，細胞數約有10^9，大概分裂了30代，

待分裂到40代的時候，就會造成死亡；而癌細胞在長至10^7，大小約0.2公分，大概分裂至22代時，會誘導新生血管，長入腫瘤的組織內，此時癌細胞會藉由新生的血管，轉移到全身，只是一般在診斷的時候，尚未發現而已，這種轉移，稱之為「微小轉移」（micrometastases），是日後發生再發及遠處轉移的病灶。

因此，癌症的特性，除了不斷的成長及壓迫局部組織外，還會轉移，因而無法根治，最後導致人的死亡，這也是癌症最可怕的地方。

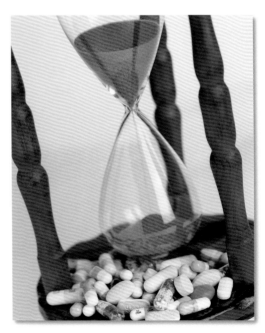

癌症形成與致癌及抑癌基因有關

癌細胞分裂前難察覺

癌細胞是由正常細胞蛻變而來，目前已知道有二種基因和癌症的形成有關，一種是致癌基因（oncogene），一種是抑癌基因（suppressor gene）。國際知名肺癌專家，也是中研院院士、台大醫學院院長楊泮池表示，當致癌基因不正常活化後，細胞分裂及生長就不會停止；相反地，抑癌基因平常負責抑制細胞分裂及生長，若失去功能，細胞就惡化變形，而癌症的形成往往由數種致癌基因的活化或數種抑癌基因的功能喪失累積而成。

一般來說，單純的致癌基因被活化和血液腫瘤較有關係，如血癌、淋巴瘤等，而目前較常見的癌症，如肺癌、乳癌、大腸直腸癌、肝癌、腦瘤、膀胱癌等，則和抑癌基因的缺失有關。

正常細胞受到致癌物導致基因產生改變，往往只需要1至2天的時間，此時正常細胞會轉變為癌的初始細胞（initiated cell），之後還需要一段10年以上的催化（promotion）過程，將初始細胞變成癌的前期細胞（Preneoplastic cell），這期間基因還要累積一些序列性的變化，包括一些致癌基因及抑癌基因的變化累積而成。楊泮池院長說，癌的前期細胞需要數年光景，才會演變成癌細胞（neoplastic cell），如果這時癌細胞不分裂，一般人根本不知道它的存在。

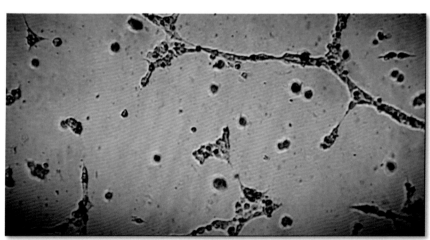

癌症細胞有重生與分化的能力，所以很容易產生抗藥性。

生醫小辭典

致癌基因

　　致癌基因（Oncogene）是指細胞中發生變異，並能夠促使腫瘤發生的一類基因。實際上在正常細胞中存在大量的所謂原癌基因，它們不僅沒有參與腫瘤的發生，而且扮演細胞增殖和分化過程的調控者的角色，尤其在胚胎發育時期更是不可或缺的基因。只有當原癌基因發生結構突變，造成正常的生物學功能紊亂時才變成真正的「癌」基因，從而在腫瘤的發生、發展過程中發揮作用。

　　除了致癌基因之外，另有一類基因具有抑制腫瘤惡性增殖的功能，稱作抑癌基因（suppressor gene）。在惡性腫瘤細胞中，抑癌基因由於種種原因丟失了或者失去抑癌功能而導致細胞無休止的生長。

　　研究發現，抑癌基因p53和癌症有密切關連，80％以上的癌症是因p53發生變異或受到損傷，導致正常功能毀損，失去對癌細胞增生的抑制能力。如膀胱、腦、乳房、子宮頸、大腸、直腸、咽喉、肝、肺、卵巢、胰臟、前列腺、皮膚、胃及甲狀腺等癌症，大部分癌細胞中的p53基因多已突變。其中，又以大腸直腸癌（colorectal）細胞內p53基因發生突變的機率最高（70％），其次為肺癌（50％）、乳癌（40％）。

　　目前已經發現的致癌基因和抑癌基因不下數十種，它們不僅為解釋腫瘤的發生提供了重要的依據，而且可以透過檢測這些基因的異常，來早期診斷和預測部份腫瘤的發生。

建立台灣抗癌灘頭堡

彭汪嘉康推動台灣癌症研究

相較於歐美等先進國家，台灣在癌症治療的起步較晚，即便1986年開始步入經濟起飛年代，台灣卻連腫瘤專科醫師都沒有。面對罹癌率不斷攀升，當時雖有不少大醫院關心此嚴重現象，卻因缺乏專科訓練，無法培育人才而束手無策，許多罹癌的台灣民眾為求一線生機，只好千里迢迢飛往美國治療癌症。此一現象直到彭汪嘉康回台投入癌症教育、治療與研究，才有了顯著改善，台灣的癌症治療也才開始步入軌道。

中研院院士、萬芳醫院癌症研究中心主任彭汪嘉康，投入癌症醫療及研究長達40餘年。1956年，她自台大醫學系畢業後隨即前往美國進修，之後任職於美國國家衛生研究院的國家癌症研究所，期間曾擔任細胞遺傳研究室主任，成功證實人類腫瘤細胞起因於染色體的改變，之後又陸續發現白血病染色體的變異在幹細胞時期就已出現。

1972年，她以此一傑出研究成果，榮獲美國亞瑟弗萊明獎（Arthur Flemming Award），成為該獎自1948年創辦以來，首位獲獎的女性及非美國出生的科學家；也因為在腫瘤細胞遺傳染色體方面的傑出成就，她於1984年獲選為中央研究院生命科學組院士。

癌症之母催生「癌症防治法」

彭汪嘉康於1993年正式回到台灣，擔任中央研究院生醫所臨床研究中心主任。1996年「國家衛生研究院」成立，彭汪嘉康擔任國家衛生研究癌症研究組（2005年

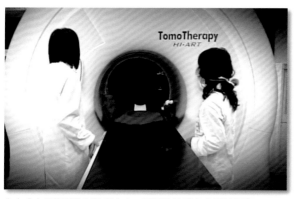

台大成立螺旋刀放射治療中心，可同時治療多處惡性腫瘤。

11月改制為癌症研究所）主任。同時開始推動國內的癌症臨床試驗，以院際整合的方式對國內重要癌症治療進行第三期臨床試驗，「台灣癌症臨床研究合作組織」（Taiwan Cooperative Oncology Group，TCOG）因而誕生，為國內第一個院際臨床試驗合作模式，以有效利用病人的資源並確保臨床研究計畫的安全性及倫理性，並尋找新的治療方式及新的抗癌藥物，為癌症病患帶來新希望。

此外，彭汪嘉康也為發展癌症新藥及新有效療法，開展第一階段及第二階段的臨床試驗。由於此研究亟需臨床病房的配合，因此，她也在台北榮總建立了第一個癌症研究合作病房暨實驗室，積極培養醫師及基礎科學家人才；又陸續在台大、三總以相

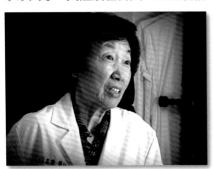

癌症之母彭汪嘉康開啟台灣醫界的抗癌之路。

生醫小辭典

染色體

在每個細胞的細胞核當中，DNA分子被包裝成線狀的結構，就是所謂的染色體（Chromosomes）。每一條染色體皆由DNA緊緊纏繞蛋白質多次而成，此蛋白質又稱為組織蛋白，具有支持染色體結構的功能。若細胞不在細胞分裂期間，染色體在細胞核內是看不見的，甚至用顯微鏡也無法觀察到。然而，組成染色體的DNA在細胞分裂時，會纏繞得更緊，於是在顯微鏡底下便可觀察到。大部分研究人員對染色體的了解，都是在細胞分裂時對染色體進行觀察。

正常來說，人類的每一個細胞有23對染色體（46條），其中的22對被稱為體染色體，男性及女性的體染色體沒有不同。但第23對染色體，也就是性染色體，男性及女性是不同的。女性有兩條相同X染色體，而男性有一條X及一條Y染色體。

同模式建立癌症研究合作病房暨實驗室，其中台大更設立國內第一個合乎GLP（優良實驗室操作規範）標準的實驗室，以轉譯醫學的概念，期望能將實驗室的研究成果嘉惠到癌症病患身上。有鑑於癌症自1982年起連續蟬連國人十大死因之首，為整合醫療保健資源，有效推動癌症防治，減少癌症對國民健康的威脅，彭汪嘉康不斷奔走，催生國內「癌症防治法」，終於在2003年正式立法通過。

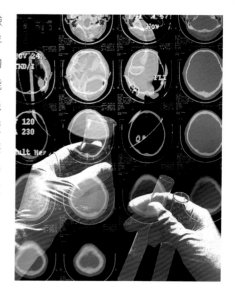

生醫小辭典

轉譯醫學

轉譯醫學（Translational medicine）是指將基礎醫學的研究，直接和臨床治療連結的一個新思維。2005年，美國國家衛生研究院Elias A. Zerhouni院長於美國醫學會期刊（JAMA）發表的文章「US Biomedical Research-Basic, Translational, and Clinical Sciences」中，首次提到了轉譯醫學的想法。

過去，基礎醫學和藥物開發以及臨床治療是三個分開的領域。但是隨著生物科技發展，讓研究標的得以大規模分析，並且藉由生物資訊的統計分析，讓此三個領域得以快速連結，也讓以往疾病研究上的分子致病機轉研究的成果，直接運用於臨床治療，這也是所謂的轉譯醫學。

多項癌症檢測研發世界第一

奈米鑽石用於癌症檢測與治療

台灣投入癌症相關領域的研究雖然才短短二十幾年，但在彭汪嘉康的帶領、政府政策的推動以及醫界、科學界、產業界人士的投入，與衛生署自2001年至今，在全台各地補助27家醫院成立癌症中心等各方努力下，近年來，台灣在癌症檢測、治療與研究及抗癌藥物上都有具國際潛力的研發成就；臨床上，在基因治療、免疫治療、標靶治療、細胞治療，甚至中西醫合璧的替代、輔助療法等方面都有重大突破。

早期診斷、早期治療是治癒癌症的不二法門，台灣在癌症的檢測研究上，有極為突出的研發，如馬偕醫院推出的DNA序列分析基因檢測，是針對乳癌患者一種最敏感、也最準確的方法；國立交通大學生物科技學系趙瑞益、張家靖兩位教授帶領的研究團隊則在「奈米鑽石」於癌症檢測與治療的研究上，成功驗證「奈米鑽石」連結特殊蛋白或抗癌藥物，可作為辨識癌細胞的存在與提供未來癌症治療的可能。

此外，研究團隊也發現「奈米鑽石」具有特殊螢光特性，可作為癌症檢測與生物影像的應用，用以追蹤癌細胞的轉移，這項研究曾於2007年被《生物物理期刊》（Biophysical Journal）選為封面故事；而台中童綜合醫院醫研部的江明聰博士、蔡青劭、曹唐義、童敏哲等醫師則發現了新的腫瘤血液標誌，這是第一個由台灣發現的腫瘤血液標誌，有助癌症的檢驗、癌症治療過程及治療後的追蹤等，在腫瘤的偵測上可說是一項很大的突破，在醫學上有顯著的貢獻，同時，也有助於醫學臨床癌症的早期發現及提供正確診斷分期。這項研究成果已於2009年5月，發表於國際癌症研究的專門期刊《Cancer Epidemiology, Biomarkers & Prevention》，童綜合醫院對於這項發現也已經申請了台灣、美國及其他國家專利。

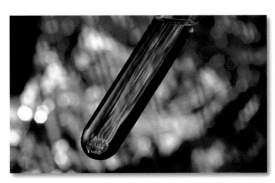

資訊知易通

奈米鑽石

奈米鑽石（Nanodiamonds）是奈米尺度的鑽石微粒，可使用黃色炸藥在無氧的環境爆炸，利用瞬間的高溫及高壓，製作人工奈米鑽石。

奈米鑽石由碳原子構成，而碳原子也是構成人體最重要的元素，因此，相較於其他奈米粒子，奈米鑽石與生物體非常相容，不會造成中毒反應，且表面積較大，可以攜帶較多的辨識蛋白質或是藥物，例如：奈米鑽石可結合「生長激素蛋白」來分辨肺癌細胞，不會錯殺正常細胞，加上具有會發光的特性，也可以用作長期追蹤。

研發一項抗癌藥物，平均需花費幾10億美金及十餘年的時間，若使用奈米鑽石來攜帶藥物可以使抗癌藥物發揮更大的效果，預估經二、三年的臨床試驗後，可望將奈米鑽石廣泛使用在治療疾病上。

奈米鑽石改變的不只是人們對於鑽石的想像與看法，其特殊的性質也為癌症治療帶來了革命性的成果，結合材料科技與生物醫學來治療疾病勢必成為未來的趨勢。不過，更重要的是，這門開發中的技術，也是我國在生物科技領域中，相當令人振奮與具有發展潛力的一個成果。

台大成功研發肝癌篩檢晶片

此外，台大醫學院施庭芳與田蕙芬教授的研究團隊，利用常規的磁振掃描並結合一套創新的分析模式，可準確地評估急性骨髓性白血病病患治療的效果與存活，這是一項快速、非侵入性而且可以重複測量的影像篩檢方法，已發表於國際上血液學科的頂級期刊《Blood》。台大也成功研發肝癌篩檢晶片，用患者的腫瘤組織檢測是否具有致癌、血管新生等基因，就可以準確預測病人預後情形，這項研發即將進入臨床試驗。

中研院癌症檢測研發獨步全球

中研院在癌症檢測的研發更交出傲人的成績單，除了化學所研究團隊研發獨步全球的「磁性奈米粒子」質譜驗血技術，利用磁鐵就可以從血液中吸出和SARS、癌症、中風等病症相關的標記蛋白質，在1小時內診斷病情之外；由廖運範、陳定信、陳培哲、陳建仁等4名院士，及中研院基因體研究中心完成的B肝病毒DNA研究也顯示，只要檢測B肝病毒的「基因型」和「突變點」，即可預測罹患肝癌的風險，如果帶原者e抗原呈陽性、病毒量偏高，又感染C基因及突變株，罹患肝癌風險是其他人144倍，這項研究可說為全球近4億的B肝帶原者帶來希望，也為肝癌防治帶來新契機，2008年8月出刊的《美國國家癌症研究所期刊》中，特別將這項研究成果選為當期推薦論文。

而中研院翁啟惠院長與其研究團隊更成功研發出只要利用一滴血，數秒鐘就能驗出多種癌細胞的革命性技術，引發國際轟動，他研發的「新型醣分子探針」與「快速醣晶片製作法」是領先全球的研發創舉。不僅有助進一步追蹤癌與病毒細胞的機制，開發新的疾病檢測法與有效的抗癌藥物，這項研究成果還將促進台灣相關生技產業發展。

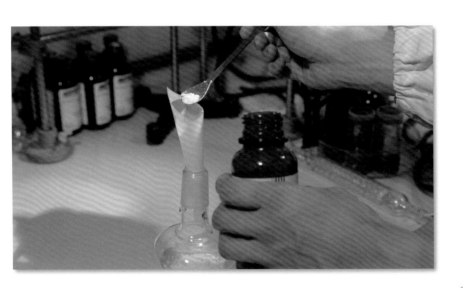

癌症新藥研發具突破性發展

成功研發蛇毒抗癌新藥

在全球醫生積極尋求治癌解藥的同時，台灣也不例外，成功大學及台灣大學共同合作，由台灣深山中的毒蛇研發出的抗癌新藥「RD蛋白」，已申請美國、日本及世界專利，並於2008年10月授權給美商安成（Anchen）國際藥業公司，一旦成功上市，將是全世界第一項由蛇毒研發抗癌新藥的成功案例。

中研院基因體研究中心副主任陳鈴津領軍的團隊，獨步全球運用全新單株抗體ch14.18被動性免疫療法，讓醫界頭痛的第二大兒童癌症「神經母細胞腫瘤」治癒率增加了兩成，這項研究已進入第三期臨床試驗，預估兩年後可以取得FDA許可，正式臨床使用，有機會拯救更多癌童。

國衛院奈米製劑突破抗癌困境

國衛院癌研所陳立宗副所長則領導團隊與美國耶魯大學合作開發抗癌中藥PHY906。陳副所長表示，PHY906由甘草、黃芩、大棗、芍藥等四種中藥組成複方，原本是用來治療腹瀉、噁心、發燒、疼痛與食慾不振的傳統方劑，但經過符合國際標準的萃取、成分確定、品質管制重新組合後，除可減低化學治療副作用，基礎研究也發現，它能透過分子靶點的調控，進而抑制癌細胞生長，不輸現有的標靶藥物，且還具有加強多種抗癌藥物的效果。

目前，PHY906在美國的第一期臨床試驗已證實能降低大腸癌、胰臟癌和肝癌化療的副作用，第二期臨床實驗則要看是否能進一步增加抗癌療效，順利的話，PHY906有可能成為第一帖美國藥物食品檢驗局

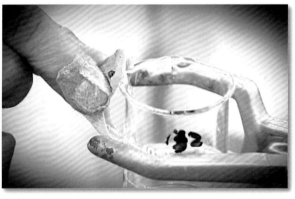

經過多年的研究，利用蛇毒研發抗癌新藥成功。

（FDA）通過的中藥癌症新藥；而在台灣，PHY906也將展開二期臨床試驗。

此外，國衛院奈米醫學研究中心也藉由奈米科技設計出活體智慧型靶向傳遞系統，為傳統藥物的治療帶來一大改善。陳副所長指出，這項設計的原理是透過奈米劑型將抗癌藥包覆在多孔狀的矽球裡，避免藥物被胃酸溶解破壞，將藥物有效率地送到發病處，使局部藥物濃度提昇，達到最佳療效。

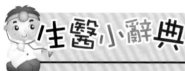

生醫小辭典

RD蛋白

「RD蛋白」是將蛇毒蛋白rhodostomin利用基因工程方式，以提高藥物專一性並去除天然毒性的Integrin v 3拮抗藥物（antagonist），能大幅降低抗凝血作用，且仍能維持對組合蛋白v 3的拮抗活性。根據研究結果顯示，「RD蛋白」可抑制由卵巢切除所引起的骨質流失，亦可抑制破骨細胞的形成，並有效抑制前列腺癌、乳癌及肺癌在骨骼上的生長，其作用較目前使用的alendronate（雙磷酸鹽類藥物）的效果強許多。

若與上市藥物相比，「RD蛋白」是唯一同時具備抑制噬骨細胞活性及血管新生作用的潛力藥物，可應用於治療癌症骨轉移、眼部黃斑部病變及骨質疏鬆等疾病，而此部分的藥物市場，全球年銷售額保守估計逾300億元。

在專利方面，「RD蛋白」及其衍生物已於2007年12月申請專利合作條約（Patent Cooperation Treaty, PCT）專利。2008年10月，台灣大學與成功大學將共同研發成果「長效型抗癌生技蛋白候選藥物組合蛋白拮抗劑（disintegrin）」授權予美國加州藥廠Anchen Pharmaceuticals, Inc.台灣子公司安成國際藥業，共同合作開發抗癌新藥，目標將於5年內進入人體臨床試驗。

陳立宗副所長並表示，台灣過去幾年在奈米科技的發展有不錯的成績，此一純熟的奈米技術應用在癌病治療，不僅突破了抗癌的困境，也為台灣的生技醫藥產業帶來無限可能。另外，國內生技廠如瑞華新藥、彥臣生技、中天生技、台灣醣聯在抗癌新藥的研發上也都有突出的表現。

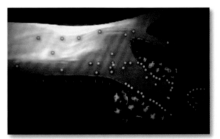

國衛院研發出將抗癌藥包覆在多孔狀的矽球裡，可以將其送到病症處毒殺癌細胞。

癌症臨床研究獲國際重視

中研院研發全球首支乳癌疫苗

癌症疫苗研發方面，台灣也有重大突破，中研院翁啟惠院長領導的研究團隊成功研發全球第一個具治療效果的「乳癌疫苗」，實驗證明對末期患者治療有效性高達80％！目前已進入第二、第三階段人體試驗，預定於2010年後上市；彭汪嘉康院士領軍的研究團隊則正進行以「Dendritic細胞」當抗原的「肺癌疫苗」。

在癌症的臨床治療與研究上，國衛院癌研所陳立宗副所長與台大團隊也領先國際，證實以抗生素合併治療胃淋巴癌，發現6成至8成患者腫瘤消失，復發率也降低；核能研究所藥物研發團隊積極進行奈米標靶癌症治療新核醫藥物開發，同位素「錸-188微脂體」具造影診斷與治療，在完成動物體內放射治療試驗上有顯著成效，若人體試驗能成功進行，將可提昇癌症末期患者

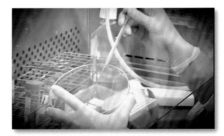

透過培育乳癌細胞的研究，台灣成功研發出第一個具治療效果的「乳癌疫苗」。

治癒機會。

台大醫院內科部與腫瘤醫學部教授鄭安理，擔任標靶治療藥物蕾莎瓦（Sorafenib）亞洲多國多中心第三期臨床試驗總主持人，證明此藥物對晚期肝癌的治療具療效，對晚期肝癌的治療是個重要里程碑；台大醫學院院長、中研院院士楊泮池院長則發現了癌細胞轉移機制，為人類腫瘤疾病的預防與治療開闢了新途徑。

預測肺癌存活 楊泮池新突破

楊泮池院長專長胸腔內科癌症生物學與肺癌，是享譽國際的肺癌分子生物學權威，他所領導的台大研究團隊在1997年建立「肺癌轉移模式」後，又利用cDNA微陣列方法及肺癌轉移模式發現一個新抑癌轉移分子－CRMP-1，與癌細胞侵襲轉移有關；2003年，楊院長又率先發現Slug、HLJ1以及neuropilin等近10個與癌轉移有關的新基因；2008年，楊泮池院長所領導的研究團隊利用現代生物技術及生物統計演算法，找出以5種「微核醣核酸」預測肺癌病患開刀預後的方法，對於未來癌症的個人化醫療發展，提供了一個相當重要的評估平台。

楊院長表示，微核醣核酸（microRNA）是種新的小型核醣核酸，扮演調節基因功能的角色，在腫瘤醫學研究中，已知透過這個核醣核酸的表現，可以比訊息核醣核酸更精準進行癌症亞型分類，進而預測肺癌病患治療後的存活率。楊泮池院長說，這項以微核醣核酸表現來預測肺癌預後的技術，居於全球領先地位，相關研究論文已發表於2008年癌症醫學領域的頂尖期刊《癌細胞》（Cancer Cell），而這項成果也已申請全球專利。

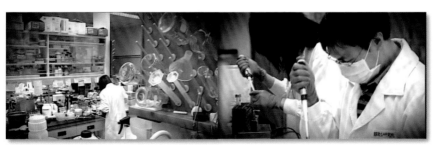

國內對治療癌症的研究從未間斷。

生醫小辭典

微核醣核酸

核醣核酸（RNA）是由核醣核苷酸經磷酸雙酯鍵縮合而成長鏈狀分子，存在於細胞生物的遺傳訊息中間載體，並參與蛋白質合成，及基因表達調控。對一部分病毒而言，RNA是其唯一的遺傳訊息載體。

微型核醣核酸（microRNA）

則是存在於非編碼核醣核酸（non-coding RNA）上，一段非常短的核醣核酸，長度約為21~23核苷酸，它在基因的調控及生物的發育中扮演了關鍵的角色，因此，偵測未知的原生微核醣核酸（microRNA precursors）已然成為當今熱門的研究方向。

癌症變慢性病非夢事

揭開抑癌基因新機制

在人類與癌症奮戰歷程中，抑癌基因P53佔有極為重要的地位。P53基因於1979年首次在猿病毒（Simian virus, SV40；一種感染哺乳類動物的病毒）所轉型（transform；使細胞不正常生長、分裂）的囓齒類動物細胞株中被發現。當時研究發現P53蛋白質可與SV40病毒所攜帶的大型T抗原結合，雖然P53並未因此而聲名大噪，但逐漸有一些研究群投入於P53與癌症的相關研究。往後多年的研究，科學家在癌細胞中發現P53的含量比在正常細胞中高出甚多，而且還會與老鼠肉瘤病毒的致癌基因ras合作，加速細胞癌化的程度。

抑癌基因P53位於第十七對染色體上，與50%的人類癌症有關，包括：肝癌、肺癌、胃癌、食道癌、結腸癌、卵巢癌、膀胱癌、乳腺

癌、前列腺癌等。全球科學家無不希望藉由增加瞭解P53的功能與調控，以解開癌症之謎，找出治癒的方法。2009年，楊泮池院長與研究團隊揭開了抑癌基因P53如何影響癌細胞轉移的新機制。此重大研究為人類腫瘤疾病的預防與治療開闢了新途徑，研究成果並獲得國際頂尖學術期刊《自然—細胞生物學》（Nature Cell Biology）出刊發表。

P53可控制癌細胞轉移

這項研究由楊泮池院長領導中研院生物醫學科學研究所、台大醫學院、國防醫學院，及成大醫學院共組的團隊一起執行。楊院長表示，透過研究發現，正常的細胞、P53及其下游分子MDM2可以調控促癌轉移分子Slug，透過形成P53-MDM2-Slug的複合體而改變Slug之蛋白質穩定性，因而抑制癌細胞之侵襲轉移能力。然而，一旦P53基因

中研院領先全球找到乳癌幹細胞的重要分子，新一代的疫苗就是要將壞細胞消滅。

發生變異，突變的P53即喪失控制Slug蛋白質穩定性的功能，細胞內就會不斷地累積Slug蛋白質而使得癌細胞獲得強大的侵襲轉移能力，最終導致腫瘤轉移至身體各處。楊院長並指出，除了細胞生物學的基礎研究之外，此P53-MDM2-Slug調控路徑同時也在臨床的肺癌檢體中獲得驗證，証實這項新發現極可能是肺癌化及轉移的主要機制，並且是治療肺癌的重要標的。

發現肺癌轉移重要機制以後，楊院長也與國內外團隊合作研究發現兩種具有阻斷Slug蛋白質的化合物。楊院長表示，P53控制MDM2結合Slug、抑制Slug產生的路徑，對治療肺癌及抗癌新藥研發是非常重要的關鍵機制，如果可阻斷這條路徑，就可遏止，甚至預防癌細胞轉移。研究團隊初步研究證實，這條路徑也存在乳癌和大腸癌、直腸癌細胞，顯示這條路徑與許多癌症關係密切。楊院長說，這兩項化合物很有潛力發展成為抗癌新藥，若能有效阻斷Slug產生，就能抑制肺癌細胞轉移，或許有機會把癌症控制當作慢性病治療，屆時人類將可擺脫癌症的死亡威脅。

台灣肝炎防治
享譽全球的世界典範

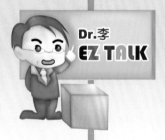

Dr.李
EZ TALK

　　慢性肝病、肝硬化及肝癌一直名列國人十大死因的6、7名，估計每年約有5千人死於肝癌、4千人死於肝硬化，其中，又以肝癌是國人男性癌症死因第1位，女性癌症死因第2位。

　　在台灣，大部份的肝癌患者是因感染B型肝炎或C型肝炎病毒後所發生。但是近年台灣的肝炎防治舉世聞名，不僅是全球第一個實施全國性B肝疫苗接種計畫的國家，更研發出享譽全球的C型肝炎合併療法，近年則積極開發治療肝癌新藥，同時研究以基因體的方法學解決21世紀以來更多肝病的種種問題。

　　現在，台灣25歲以下的年輕人，已經不需擔心會再受到B型肝炎的威脅，肝炎聖戰的背後，也說明了台灣生醫界的努力與智慧的結晶！

慢性肝炎九成由B型肝炎引起

防治B型肝炎刻不容緩

　　肝臟的主要功用有合成蛋白質、代謝醣類與脂肪、解毒與排除毒物及消化、膽色素代謝，為維持生命所必需。肝炎則是由於肝細胞遭到破壞而引起肝功能受損，肝功能受損會引起許多症狀及後遺症，但肝沒有神經，即使生病也不容易察覺，直到很嚴重了，才會被發現。台大醫學院前院長、台大醫院內科醫師、中央研究院院士陳定信指出，90%的肝炎病患並無明顯症狀，只有10%左右的患者有發燒及黃疸等症狀。

　　大部分的肝炎患者會自動痊癒，部分會成為慢性肝炎，並演變成肝硬化甚至惡化成肝癌。罹患肝炎的原因很多，其中最重要的病因為濾過性病毒所導致的病毒性肝炎，而慢性肝炎病人中，百分之90%都是由B型肝炎病毒引起，足見B型肝炎對人體健康危害之大。

台灣B肝帶原率世界第一

　　世界肝炎聯盟指出，全世界平均每12個人有1人罹患B型或C型肝炎，而台灣是病毒性肝炎高感染區

B型肝炎病毒致病的三個時期：

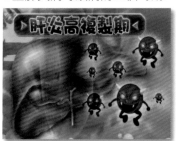

染病初期：病人體內可以和高複製的B肝病毒和平共處。

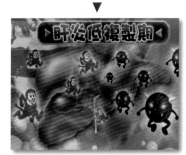

第二期：病人身體免疫系統運作，企圖殺死病毒及阻止病毒複製。

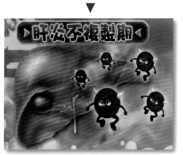

第三期：病毒的複製受到抑制，但身體免疫系統也無法清除病毒。

域，平均每6人就有1人受到感染（未接種疫苗世代），高於全球平均值。我國衛生署則統計，目前台灣成人B肝帶原率15%～20%，推估約230萬人；C肝盛行率則有3.87%，粗估約50～70萬人感染C型肝炎。由於肝癌的發生與慢性B、C型肝炎有密切關係，在台灣，又以B型肝炎的罹患率與死亡率最高，且台灣B肝帶原率在全世界數一數二，因此，B型肝炎向有「國病」之稱，防治B型肝炎也成了刻不容緩的事。

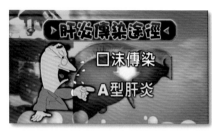

A型肝炎是經由口沫途徑傳染。

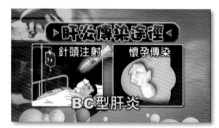

B、C型肝炎是經由針頭注射或懷孕傳染。

生醫小辭典

病毒性肝炎

病毒性肝炎，是指因病毒而引起的肝炎、肝硬化及肝癌。有幾種肝炎病毒可以引起肝炎，即A、B、C、D、E型肝炎病毒。其中，A、E屬於「病從口入」型，是經口沫（即飲食感染）傳染且多為急性發作；B、C、D型則是經由血液、體液傳染。

5種類型肝炎病毒中，B、C、D型肝炎病毒會導致慢性肝炎、肝硬化；B型及C型會引起肝癌；A、E型則不會演變成慢性肝炎。換句話說，B、C型肝炎是導致罹患肝癌的元兇，在台灣也以這兩種肝炎最常見。

揭開台灣肝炎聖戰序幕

宋瑞樓、羅光瑞帶動肝炎研究

　　為何台灣肝病人口這麼多？造成肝病的源頭又是什麼？1960年代之前，台灣人無從所知，但為了洗刷「國病之恥」，更不忍見到國人罹患肝癌的苦痛，當時台大醫師宋瑞樓、榮總醫師羅光瑞在極端困窘的研究環境下，帶領團隊從事肝炎研究。因為他們的付出與努力，才解開台灣肝病、肝癌的起因主要來自B肝病毒的帶原，感染的情形和國外不同，需要有自己的防治醫療系統；也因為他們

的努力，使得學生緊緊跟隨參與這場肝炎聖戰，後續才有台大、榮總、長庚團隊許多人員投入，進而在90年代開始有台灣基礎科學的人才在肝炎上繼續研究。

找出台灣肝病元兇與感染途徑

　　今年92歲高齡的中研院院士宋瑞樓，早在擔任台大醫師時，便開始從事肝病研究，希望從中找出台灣人罹患B肝的原因及防治方法。1965年，美國學者巴魯克・布倫伯格

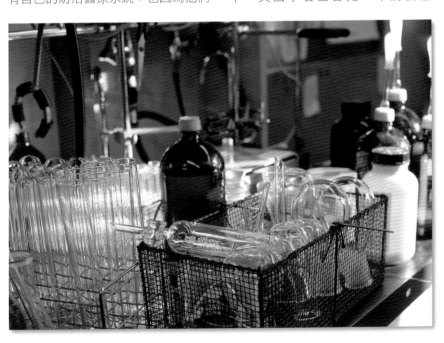

（Baruch S. Blumberg）在澳洲原住民的血液中發現「澳洲抗原」，證實與B型肝炎有關，這個發現讓肝炎的研究出現一線曙光。

宋瑞樓於是從1969年開始，帶領團隊投入台灣B肝研究，領導門生陳定信、廖運範等以此方法檢驗國人的B型肝炎情況。1973年，陳定信在宋瑞樓的支持下，前往日本進修，並引進「血球凝集法」。

當時陳定信花了2年的時間，對一般民眾進行檢驗，發現台灣16％的正常人體內有B型肝炎病毒，證實台灣肝病的罪魁禍首就是B肝病毒，之後並進一步確認B型肝炎病毒可由母體垂直傳染給新生兒，這是當時台灣B型肝炎最主要的傳染途徑。

找到台灣人罹患B肝的元兇，以及主要感染途徑後，接著要釐清的是B型肝炎病毒為何會導致肝硬化、肝癌？由於當時台灣常用的研究技術和知識，並無法找到答案，為了解開謎底，1979年陳定信帶了8對肝癌

組織和非肝癌組織的樣本，前往美國麻里蘭州國家衛生研究院做了一整年的研究。他以「分子生物學」的方法，發現肝癌組織內的DNA的確有B型肝炎病毒「嵌入」的現象，證實B型肝炎病毒和肝癌的發生確實有密切關係。

降低新生兒被感染機率

感染B型肝炎病毒後，年齡為決定是否成為慢性帶原最主要因素。當時在台灣做B肝病毒慢性感染研究的美國畢司禮教授（R. Palmer Beasley）發現，新生兒時就感染B肝病毒，日後有9成機會成為慢性帶原者，於是領導研究小組嘗試用B型肝炎免疫球蛋白，以被動免疫方式降

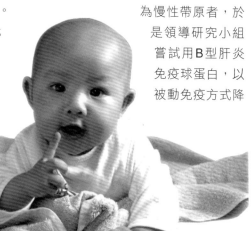

低高危險群新生嬰兒被媽媽感染的機率。不過，羅光瑞帶領的榮總研究團隊發現，嬰兒注射B肝免疫球蛋白後，僅獲得暫時性的被動免疫效果，待2、3個月效價（Potency，指B肝抗原或抗體在血液中的濃度高低）消失，高危險群嬰兒仍有可能再受感染。

於是，羅光瑞與團隊於1981年重新設計出一套結合免疫球蛋白被動免疫與B型肝炎疫苗主動免疫的研究，針對1萬名前往看診的懷孕婦女，篩檢出B型肝炎表面抗原呈陽性者佔16％，其中B型肝炎 e 抗原也呈陽性者佔41％，在徵得160多位B型肝炎表面抗原與 e 抗原皆為陽性的母親及其配偶同意後，以隨機方式分3組進行接種計畫。

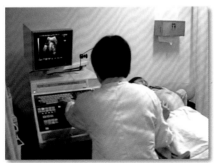

孕婦透過產檢，提前知道自己是否為B肝帶原者，可提早預防新生兒感染。

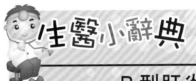

生醫小辭典

B型肝炎
表面抗原e抗原

B型肝炎的HB病毒，在血清學上會呈現三種不同的抗原體系，分別是表面抗原（HBsAg）、核心抗原（HBcAg）及 e 抗原（HBeAg），而每個抗原都有相對的抗體，它們各代表著不同的臨床意義；因此，透過抽血檢查血清中的B型肝炎抗原體系，便可得知體內有無感染B型肝炎病毒。

B型肝炎病毒的表面有一層蛋白質，稱為表面抗原。B型肝炎表面抗原陽性，表示體內有B型肝炎表面抗原存在，也就是B型肝炎帶原者。e抗原則是B型肝炎病毒在人體內大量繁殖時，所製造的一種蛋白質，稱為e抗原。e抗原陽性表示B型肝炎病毒活性強，血液中仍有許多B型肝炎病毒存在，所以e抗原可說是病毒的活性指標。

排除外界疑慮 醫師以身試藥

在當時的時空背景下，榮總提出這項先驅性研究時，一度引來外界誤解是「拿台灣的孩子當白老鼠」，各方指責紛至沓來。羅光瑞在千夫所指的沈重壓力下，為了排除外界的疑慮，在疫苗試驗展開前，與他的學生李壽東醫師身先士卒，由自己和孩子先接受疫苗注射，做了實證科學最好的示範；在此同時，當時的政委兼科顧組召集人李國鼎也協調各衛生單位，並透過美國約翰霍普金斯大學病理系講座教授、美國總統科技室代主任、紐約大學醫學院院長和代校長—賓納德邀請美國克魯門（Saul Kurgman）、英國朱克曼（Arie Zuckerman）等國際專家來台討論，最終與會專家肯定疫苗安全性及執行預防的必要性，接著全榮總沒有B肝抗原抗體的同仁也跟著施打，以具體行動展現對疫苗的安全性充滿信心。

全面B型肝炎疫苗接種

在醫學界釐清B型肝炎傳染途徑，並證明疫苗的安全性與防禦效果後，當時的衛生署署長許子秋決定實施「加強B型肝炎防治計畫」，並獲得行政院院長孫運璿強力支持。宋瑞樓和陳定信於是積極協助政府推展肝炎防治計畫，大力推動全面為新生兒、國小學童接種B肝疫苗。1983年8月，行政院通過科學技術發展方案，正式把肝炎防治列入重點科技，同年11月核定「B型肝炎預防注射十年實施計畫」；1984年，B肝帶原孕婦所生下的嬰兒開始全面注射疫苗；1987年，所有新生嬰兒也開始注射疫苗；1990則進一步推廣到學齡前小兒、幼兒園學童、小學生等也接受疫苗注射。

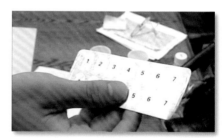

C肝「合併療法」提高了肝炎患者的治癒率。

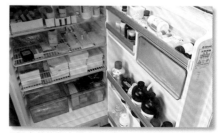

B肝疫苗的保存需在2~8°C，才能維持效果。

台灣經驗 全球防治典範

B肝帶原人數急速下降

　　全面施打B肝疫苗後，台灣在B型肝炎的防治上獲得顯著成效。陳定信指出，推估20多年來，台灣B肝帶原人數從300萬人下降到230萬人，減少了70萬人。此外，台大小兒科每5年進行一次血清流行病學調查也顯示，我國18歲以下兒童的帶原率急速下降，到2004年已經降到0.6％以下；兒童肝癌的發生率也減少了75％以上；預計2004到2014年，新生代台灣人慢性B肝患者的比例會減少85％；隨後，到西元2030至2040年，因B型肝炎引起的肝硬化及肝細胞癌也會減少85％！「1984年以後出生的下一代，B肝帶原率會低於0.1％，和歐美等低感染國家齊平，台灣將逐漸擺脫B型肝炎的陰影。」

台灣肝炎防治創世界紀錄

　　台灣全面實施新生兒B型肝炎疫苗預防接種的成果，不僅保障了下一代的健康，也為台灣創造出「經濟奇蹟」以外，另一項「衛生保健奇蹟」。陳定信表示，台灣的肝炎防治計畫，創下多項「NO. 1」的新紀錄：B型肝炎疫苗是第一個在台灣完成臨床試驗後，讓新生兒全面接種的疫苗；同時，台灣也是全球第一個將B肝疫苗納入常規接種的國家，之後更進一步證實，B肝疫苗能夠大幅降低幼兒的肝癌罹患率，成為人類醫學史上第一宗「疫苗防癌」的成功例證。

　　陳定信強調，B型肝炎疫苗雖然不是台灣所研發，但是台灣在肝炎防治的成果，不僅造福了國人，更提供其他國家用於防治肝炎及類似疾病的參考，這是台灣在醫學史上很令人驕傲的貢獻。根據聯合國統計，目前已有近130個國家起而效尤，也開始全面、大規模地施打B肝疫苗。

台灣是全世界第一個全面為新生兒施打B型肝炎疫苗的國家。

經驗傳承 肝病防治人才輩出

B肝帶原人數急速下降

台灣的肝病防治傳奇，政府的衛生政策固然功不可沒，但宋瑞樓、羅光瑞更是居功厥偉，兩人一手帶出台灣的肝病研究與防治，一系列的研究成果陸續在國際權威雜誌上，包括《刺烙針》、《肝臟學》、《新英格蘭醫學期刊》等刊出；而當時肝炎團隊重要的成員如陳定信、李壽東、廖運範、許金川、賴明陽也接續腳步，擔起保肝工作及研究傳承的重擔，一代接一代，許多優秀人才漸漸浮出檯面，他們各自在基礎研究、臨床上做出貢獻，「台灣」在世界肝臟學界已是一個響亮的名字。

台灣肝病研究與世界接軌

陳定信是台灣肝病防治史上，絕對不可忽略的一位關鍵人物，他自1972年開始跟隨宋瑞樓從事肝病研究。30多年來，卓然有成，並在宋瑞樓之後，領導台大肝炎研究團隊，以分子生物學的方法使台灣的肝病研究與世界接軌。

陳定信以「分子生物學」方法，證實B型肝炎病毒和肝癌的發生有密切關係之後，認知到分子生物學的無窮潛力，必須及早將其引進台灣。在恩師宋瑞樓的大力支持下，1980年，台大醫院設立了分子生物學實驗室，培養出很多優秀的研究人才，也讓1973年才開始運用放射免疫分析法研究肝病，步調晚國外十多年的台灣有迎頭趕上之勢。

此外，陳培哲醫師在1986年自美國學成加入團隊，進一步以分子生物研究肝癌的基因療法，台灣在肝病的研究終能趕上世界水準。

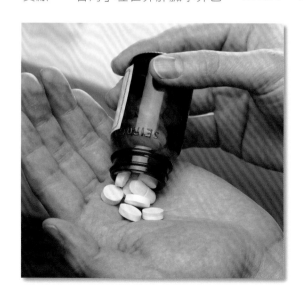

台大B肝研究優異成果

全球第一個B肝帶原小鼠模式

　　陳定信領導的研究團隊長期以來致力B型肝炎的研究，對於B肝的致病過程、肝炎併發症、肝癌早期診斷與治療，以及B肝病毒感染的預防等方面，都有十分優異的研究成果。他在台大醫學院院長任內，推動設立台大基因體研究中心，力求提升台灣學術水準，並和陳培哲醫師於1998年引進北美東部的土撥鼠做實驗，建立B型肝炎及肝細胞癌的動物模式，研究發展B型肝炎的治療性疫苗，以及肝癌的基因治療。

　　陳培哲也指導台大肝炎研究中心挑出適當的土撥鼠「品系」，利用特製的人類B肝病毒DNA質體，成功使小鼠慢性感染B肝病毒，建立全球第一個「B肝帶原小鼠模式」，讓B肝治療露出重要曙光，這項偉大的學術成就，《美國國家科學院會刊》（PNAS）於2006年還特別進行重點介紹。針對這項研究，陳培哲表示，兒童比成人容易感染B肝病毒、男性B肝患者比女性容易罹患肝癌，其背後的原因，至今成謎，「B肝帶原小鼠模式」有助找出解答，進一步讓根治B肝變成可能。

發現肝癌突變基因

　　中研院院士、現任台大醫院內科醫師的陳培哲，專長領域是肝癌病毒、肝癌基因體研究。鑑於目前肝癌並沒有很好的藥物，他致力於肝癌的免疫療法、基因療法及合併療法等，希望能建立更好的治療模式。陳培哲指出，B型肝炎病毒的持續感染是致病的根本原因，了解免疫耐受性的成因及機轉是十分迫切的問題，於是他針對B型肝炎所導致的家族性肝癌進行連鎖分析，結果發現第4及第8對染色體在罹患肝癌的過程中扮演關鍵角色，且此類型肝癌有明顯的性別差異，這項卓越的研究，對於國內醫學界增進對肝癌機轉的了解，找出發生肝癌的高風險群，並進行積極治療以降低發生率助益匪淺。

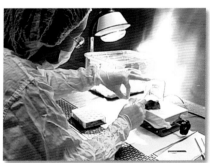

台大肝炎中心成功建立全球第一個「B肝帶原小鼠模式」，有助肝炎防治。

生技EZ Learn

分子生物學

分子生物學（Molecular Biology）是利用各種尖端的基因工程技術，去探討細胞呈現生命現象的最早基本物質組成，包含有DNA、RNA及其所組成的基因體等，在生理運轉上的問題。

隨著基因工程技術的進步及對於基因疾病分子生物學病理機轉的了解，目前已有很多疾病的診斷或治療需利用到種種的分子生物學技術，也使得分子生物學這門尖端的科技產物愈來愈發展，並應用於現代的醫學領域中。

台灣肝炎之父完成C肝篩檢試劑

C肝合併療法拯救無數病人

除了B型肝炎之外，陳定信在C型肝炎的研究上也有很好的研究成果。早在1991年，陳定信及其團隊就確認C型肝炎是台灣人肝病的第二號兇手，並協助國內的「生物技術開發中心」將國人C型肝炎病毒基因體進行分子選植成功，開發完成本土自製的C肝篩檢試劑，促成國內血源的篩檢，大幅提升輸血安全；陳定信並率領團隊提出「合併療法」，改變傳統單用干擾素的治療方式，將抗病毒藥物雷巴威林（ribavirin）與干擾素合併使用，大大提高病人治癒率。醫

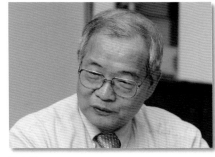

陳定信

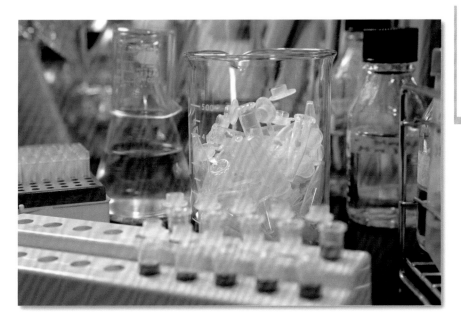

界依此原理，使用長效干擾素加上抗病毒藥，治療第一基因型Ｃ型肝炎，療效達6成5，對第2及第3基因型Ｃ型肝炎療效甚至高達9成以上。現在干擾素加抗病毒藥物的治療的合併療法已成為全球公認最有效的肝炎標準治療法，拯救了無數病人，陳定信也因此被稱之為「台灣肝炎之父」。

肝炎邁向個人化治療

陳定信也促成台大肝炎中心與基因體公司合作，攜手進行人類基因體與肝炎治療藥物的基因體研究，創下全世界在Ｃ型肝炎上的基因體研究首例。他還領導團隊進行全球第一個肝炎「藥物基因體」研究，研發出藥物療效檢測法，象徵肝炎將邁向個人化治療。

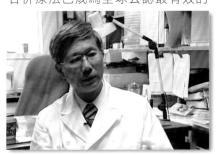

陳培哲

此外，團隊中的成員－台大醫院內科部與腫瘤醫學部教授鄭安理，則在陳定信的指導下，擔任標靶治療藥物蕾莎瓦（Sorafenib）亞洲多國多中心第三期臨床試驗總主持人，證明了蕾莎瓦對晚期肝癌的治療極具療效，在此之前，沒有任何藥物證明對晚期肝癌病人是有療效的，鄭安理所領導的這項新發現是個重要的里程碑。

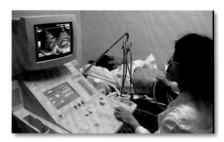

醫學日新月異，過去無法醫治的肝癌，現在只要1公分就會被發現。

生醫小辭典

干擾素

干擾素（Interferon，簡稱IFN）是人體中本來就存在的一種物質，當病毒侵入人體後，人體的免疫系統會產生干擾素，它可以刺激肝臟產生特殊的蛋白質，而這種蛋白質則可抑制B型肝炎病毒進入肝臟細胞及其在肝細胞內之複製，減少對肝臟細胞的傷害。

目前對B型肝炎治療效果較好的是干擾素，它可以抑制病毒活性及促進免疫系統運作，以改善肝發炎的情況，並使GOT、GPT的數值下降。不過B型肝炎表面抗原仍存在；也就是說，帶原狀態依舊存在，有些患者在停藥後又會復發。雖然有這些缺點，干擾素仍是目前最佳的藥物選擇。

除了對病毒性肝炎極具療效之外，研究也發現，干擾素在治療腫瘤疾病、免疫調節等方面也有很好療效。這些新發現奠定了干擾素在生醫藥品中的重要地位，在短短30年時間內，全球干擾素市場規模估計已超過30億美元。

國際醫界人士來台取經

長庚肝臟中心為肝病學術重鎮

　　除了台大醫院之外，長庚醫院是台灣另一個肝炎研究重鎮，由中研院院士、長庚大學教授廖運範領軍帶領。廖教授以研究慢性肝炎為主，憑藉臨床與基礎醫學結合的優勢，成為各國研究肝炎學者師法的對象。由他創立、設在林口長庚兒童醫院J棟六樓的肝臟研究中心，擁有數十萬個血清、切片、組織標本等資料，規模堪稱世界第一，成為肝病的學術重鎮，每年均有國外醫界人士到長庚醫院向廖運範「取經」。

　　廖教授透過臨床看診，在慢性肝炎治療上有許多重要貢獻，其中最具光環的發現是病人對抗肝炎病毒力道最強時，也就是慢性肝炎急性發作的時候，使用「拉美夫錠」（Lamivudine，B肝治療藥物）的療效最好，阻斷B肝病毒複製的成功率達65％，這項治療準則和藥廠當初的設計不同，是臨床經驗修正藥理研究的範例。此外，廖教授也率先提出B型肝炎致病機制的主要三個時期，讓醫界在治療肝炎病人時，因此能掌握較好的醫療策略。

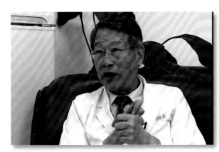

廖運範

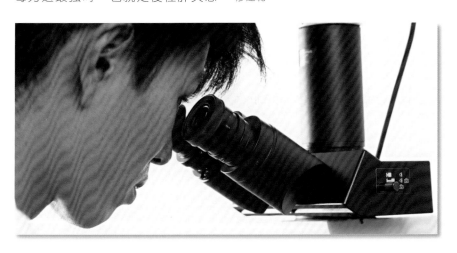

肝病新藥研發具突破性發展

慈濟、馬偕的肝癌治療新發現

除了台大、長庚醫院之外,花蓮慈濟肝病研究中心在主任胡志棠的帶領下,結合慈濟大學醫技系副教授吳文陞等多位研究人員,致力於肝癌轉移的分子機制相關研究,歷經3年多的努力,發現了「Snail轉錄因子」以及活性氧,都能對肝癌的標靶治療或基因治療發揮功能。

馬偕醫院醫研部則在放射腫瘤科主治醫師陳裕仁的領軍下發現,肝癌細胞會自行分泌超音速刺蝟狀(Sonic Hedgehog,簡稱SHH)分子,以保護癌細胞免於受放射線治療的傷害,導致治療失效。醫研部更進一步找到一種原用於免疫疾病治療的新藥,可有效阻斷SHH訊息的傳遞路徑,增強肝癌治療的效果,目前這項新藥正進行動物實驗中。

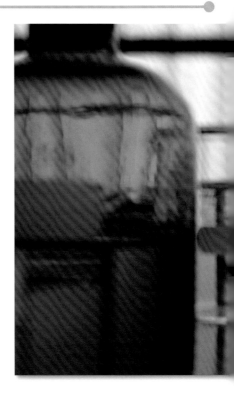

多項肝病新藥進入臨床試驗

在政府積極推動生技製藥產業下,台灣在治療肝病的新藥研發上也有重大突破。瑞華新藥研發治療肝癌末期的蛋白質新藥ADI-PEG 20,已獲FDA及歐盟核定為治療肝癌的孤兒藥,分別於美國MD Anderson Cancer Center、台灣及歐洲完成第2期人體臨床試驗。目前ADI-PEG 20已經完成三期臨床試驗設計,計劃2010年第一季進入全球多國多中心的肝癌第三期臨床實驗,並預期於2012在美國及台灣率先取得肝癌治療的上市許可。

此外,台中榮總腫瘤實驗室

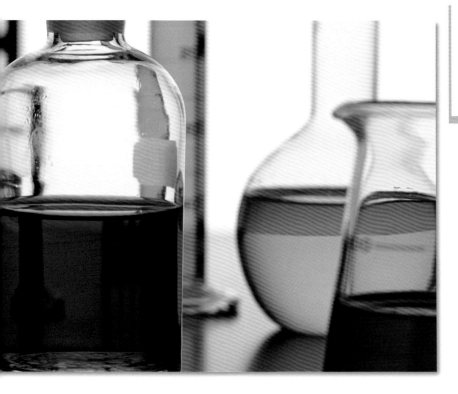

徐士蘭博士從10多種中草藥發現的ZC008，是國際首例經臨床試驗，能有效抑制肝纖維化的新藥，已申請三十九國專利保護，台灣與美國FDA同步進入人體試驗階段，最快可望於2010年上市。

由工研院研發、分別技轉三晃與懷特生技的抗B肝新藥「益康寶」（BMEC-101）、C肝新藥「懷特肝寶」（BEL-CATC701）則分別通過美國FDA審查進入臨床試驗，與衛生署核准，即將進行第一／二期臨床試驗；而由藥華醫藥研發的治療B/C型肝炎的蛋白質新藥，亦即第三代長效型干擾素P1101（PEG-IFN-a-2b），也已獲得美國FDA通過進入第一期人體試驗，這項新藥可將目前市場上第一代及第二代長效型干擾素（一週須注射一劑），延長為二至四週注射一次，並可降低副作用，為廣大的肝炎病患帶來更好的選擇，造福全球眾多的肝炎患者。

B肝帶原者仍多 肝炎聖戰未竟

生醫研究人力不足是隱憂

從1960年代至今，50多年來，在政府、醫界、學界的共同努下，台灣的肝炎研究由基礎到臨床、治療乃至於新藥研發，都有出色的表現。不過，目前台灣超過25歲以上沒有接受B型肝炎疫苗注射者仍然屬於肝炎的高危險群，且約有1／2以上的B型肝炎帶原者不知自己帶原，這些人可能演變成猛爆型B型肝炎，或持續性發炎而進展成慢性肝炎、肝硬化或肝癌。

陳培哲說，雖然台灣在肝炎的防治上有優越的成績，但不能因此自滿，因為未能趕上疫苗注射的帶原者還是存在，需要更多有志的醫師與科學家一起為B肝帶原者及肝炎病患把關。陳培哲也強調，肝炎在西方並不多見，目前西方用於治療的藥物都是愛滋病病毒用藥，因此，在肝炎治療用藥上，台灣得

靠自己研發，這方面台灣必須加緊腳步。

陳定信則憂心台灣的肝炎科技進展雖然十分成功，但能投入生物醫學研究的人力相形不足，無法注入新血，已形成了瓶頸，這個問題應該趕快解決。

再者，病毒如何讓肝細胞走向病變、硬化甚至癌化？有沒有方法可以阻斷這樣的路徑？對於肝臟細胞又是如何進行破壞？該用什麼樣的方式對病患做治療？這一些尚待解決的課題，更有賴台灣醫學界及科學家解開謎底。

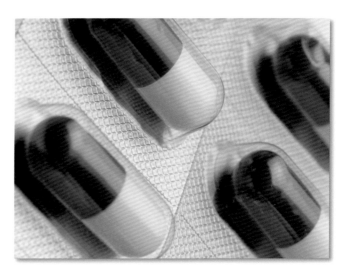

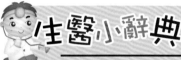

生醫小辭典

孤兒藥

孤兒藥（Orphan Drug）是指用於治療罕見疾病的藥物。在美國，FDA定義孤兒藥為治療疾病總人口低於20萬美國人的罕見疾病，日本則訂為低於5萬疾病人口的罕見疾病；而澳洲立案於1998年，界定是疾病人數少於2千人屬之。

台灣則於2000年立法三讀通過「罕見疾病防治及藥物法」，明訂疾病之年盛行率在萬分之一以下者，列為「罕見疾病」。之後並陸續設置「罕見疾病醫療補助辦法」、「罕見疾病藥物供應製造及研究發展獎勵辦法」及相關藥品查驗登記與專案申請辦法，以鼓勵廠商研發、製造及引進罕見疾病藥物，落實照顧罕見疾病患者政策。中央健康保險局也將衛生署通過列為罕見疾病之治療藥物，於「全民健康保險藥價基準」列入給付，使罕見疾病患者受到應有的照顧，減輕醫療照護的負擔。

截至2009年7月3日，經衛生署公告的罕見疾病有173種，而根據衛生署委託中華民國臨床藥學會編訂的2009年版《罕見疾病藥物處方集》，至2008年12月為止，共計收載罕見疾病用藥81項，包括治療法布瑞氏症（Fabry disease）用藥的法布瑞酶（Fabrazyme）；重型海洋性貧血（thalassemia major）的康鐵寧（Kelfer）；黏多醣症（Mucopolysaccharidoses）的艾德酶（Aldurazyme）、Naglazyme、Elaprase；猝睡症（narcolepsy）的普衛醒（Provigil）；多發性硬化症（Multiple Sclerosis，簡稱MS）的可舒鬆（Copaxone）、立比扶（Rebif）；脊髓小腦變性症（Spinocerebellar Degeneration，SCD）的Ceredist；威爾森氏症（Wilson Disease）的希普林（Syprine）、威爾鋅膠囊（Wilizin）、鋅卡膠囊（Zinca）等，大部分為國外藥廠所生產。

PART3
科技新契機

醫療器材，就像是輔助上帝的手，

為身障者重新帶來希望；

透過醫材科技的輔助，

失明的人重新見到光、失聰的人重新聽到聲音，

改善了身障者的生活品質，也提升了生命的價值。

在此同時，

世界正掀起一股從古老中草藥尋找新療法的潮流，

而台灣不但沒有缺席，

更因擁有優質環境及人才、嚴格把關等優勢，

吸引生技公司積極投入中草藥的研究，

也為許多疾病找到治療新契機。

輔助上帝的手
生醫科技 改善生命品質

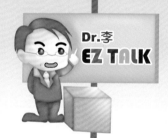

Dr.李
EZ TALK

　　傳說上帝在造人的時候不小心打了瞌睡，所以人才會出現殘疾，但是醫療科技的新發明把上帝疏忽的部分重新還給他們。

　　有別於一般的科技產業，生醫生技產業是一項直接觸及生命品質、生命價值，訴諸人性人本的感性議題，在參與改善人們的生活品質過程中，醫師往往要藉助醫療器材忠實地扮演上帝的助手，為病患帶來新希望。

　　過去人們一旦失明或失聰就像一個絕望的宣告，但現在，在電子耳和人工視網膜的輔助下，看不見的病人可以重新看到色彩，聽不見的病人可以重新聽到聲音。在身障者的世界哩，科技就是輔助上帝的那雙手。

科技取代上帝重現新視界

人工矽視網膜 失明者的福音

　　基督教聖經馬太福音裡耶穌曾說：「要讓瞎子看見、瘸子行走、聾子聽見」，這些過去只有上帝能做的事，如今由科學家接手，透過最新科技讓神蹟變成真實，失明的人得以重見光明，失聰的人得以再次聽到聲音。

　　把晶片植入腦中聽起來像是科幻片的情節，不過，現實生活中卻真的做到了；目前全世界的視障人口超過4,500萬人，而台灣研發的「人工矽視網膜晶片」獨步全球，視障朋友要揮別黑暗重見光明不再是奇蹟。

　　交通大學校長吳重雨及美國加州大學克魯茲分校教授劉文泰共同合作研發的「人工矽視網膜系統」，即是利用一片小小的晶片，讓失明的病人重建視網膜。

　　部分失明的病人只是視網膜的感光細胞受損，但視神經功能依舊正常，而「人工矽視網膜系統」所研發的晶片就像是一台超小型的照相機可以擷取視覺訊息，並將其轉換成眼睛可以接受的訊息，藉由視神經傳遞到腦部。

　　由於放在大腦裡的晶片一旦植入就永久留在身體裡面，因此不管是材質或設計上都必須經過極度精密的計算，目前台灣在這方面的技術領先世界。

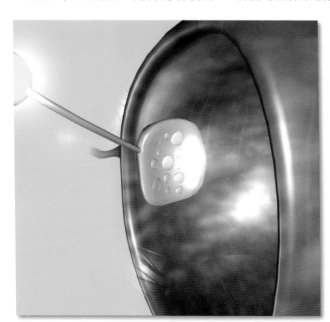

將晶片植入大腦，讓視障朋友重見光明不再是奇蹟。

台灣技術領先世界

其中，劉文泰教授所研發的第一代人工視網膜晶片是用微型攝影機將外界影像拍下後，藉由晶片將各區域不同明暗亮度的光訊號，轉換成不同振幅的電脈衝訊號，然後將訊號傳到貼在視網膜位置上的電極，藉著電極對神經節細胞放出電脈衝讓使用者可以看見影像。

至於傳送訊號的方式是將晶片轉換過的電脈衝訊號經過編碼，再以無線電波形式傳到埋在耳後皮膚下的解碼晶片，經解碼後的訊號沿著埋在臉部皮膚下的電線通過眼眶進入眼球，再送到貼在視網膜上的電極。劉教授的研究著重在像素的提高與手術的簡化，第一代的產品只有16像素，並於2002年進行人體試驗；而第二代的人工視網膜則為64像素，現計畫與交通大學合作進行人體實驗。

吳重雨校長所研發的人工矽視網膜系統原理與劉文泰教授相同，兩者間最大的差異點在於，劉教授的晶片是將電極板貼在視網膜的中間層，而吳校長的晶片則是將電極板貼在感光細胞下，訊號傳到中間層細胞經過處理後再由神經節細胞傳進大腦，如此可提高使用者對影像的敏感度，目前吳校長團隊所研究的視網膜晶片已經進入動物實驗階段。吳校長表示，因為電極板必須緊貼弧形的視網膜，必須同

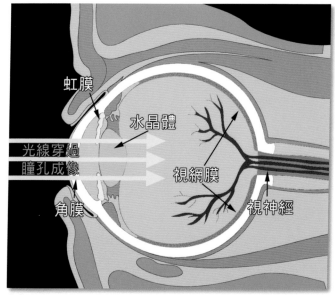

有些病人只是視網膜感光受損，視神經正常，透過人工視網膜晶片，將有助於影像呈現。

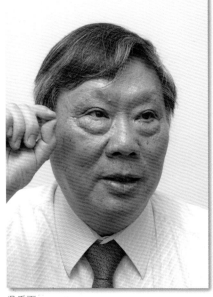

吳重雨

時具備薄、弧形佳且封裝良好的各項優勢，而且電極板必須放在具腐蝕性的人類體液環境裡，因此首先要克服腐蝕的挑戰。

　　榮總眼科醫師林柏剛則表示，人工矽視網膜晶片最主要可以應用在兩個適應症，第一個就是先天性的視網膜退化，其中又以色素性視網膜炎為大宗，這種病人在出生以後視力就慢慢退化，到三、四十歲就會全部失明；第二個是老年性黃斑退化，因為患者的黃斑會出現血結疤，人工電子視網膜則可取代這部分的功能。

生醫小辭典

視網膜

　　視網膜構造大致分為三層：最內層的感光細胞、中間層的雙極細胞、無軸凸細胞及水平細胞、最外層為神經節細胞。視網膜會將經眼球水晶體聚焦以後的光線轉換成電訊號和化學訊號，透過視神經傳入大腦，這時人就可以看到影像。

　　關於視網膜三層處理視覺訊號的結構順序與入射光線的方向相反，也就是說當光線射入眼底後，會先穿過中、外層直接射到最內層的感光細胞，由感光細胞將接收到的光訊號轉成電訊號與化學訊號傳遞給雙極細胞、無軸凸細胞及水平細胞，之後再傳遞到最外層的神經節細胞。而神經節細胞會將各種不同的訊號轉換成不同的頻率、振幅以及不同持續時間的電脈衝訊號傳入大腦，經過整合之後便成為我們所看到的影像。

科技新契機

電子耳上市開啓幸福旋律

電子耳讓失聰者聽見聲音

如果失明的人可以再度看見世界，那麼失去聽力的人可以再聽見聲音嗎？答案是肯定的。

今年30歲的小草在高中那個青春洋溢的年紀，卻突然失去了聽力，小草在失去聽力之後，父親常常替她向學校請假，然後騎摩托車載她到各醫院檢查，希望能幫小草挽回聽力，但耗費了時間、耽誤了課業，依舊沒有起色；最後，她的父母親已準備放棄，但是電子耳的問世給了小草一線希望。

剛裝電子耳時，小草很興奮卻也頗挫折。開完刀後需一個月的休息時間，讓機器做開頻的動作，因為小草之前曾聽過正常的聲音，開頻後電子耳傳達的聲音跟過去的聲音有些差異，這讓小草產生很大的挫折；之後小草不斷地和別人練習講話，才慢慢感覺聲音和以前聽到的聲音愈來愈接近。

電子耳幫助小草恢復正常的生活，也讓她順利考上交通大學，還認識了同樣也裝設電子耳的先生。現在的小草甜蜜地説她和先生有著專屬的溝通模式—「不出聲的吵架」，即使在公共場合一樣可以透過表情吵架。

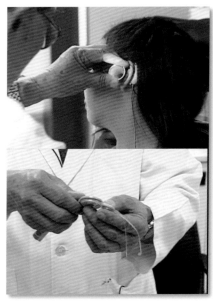

電子耳是耳外部分接收聲音，耳內部分利用電流刺激神經傳到大腦，進而聽見聲音。

電子耳分為耳內和耳外兩部分，耳內需透過開刀放入，耳外則有掛式或口袋式可選擇。

生技EZ Learn

人工電子耳

所謂的人工電子耳分為耳內和耳外兩部分，裝設在耳朵外面的部分可以接受到聲音，裝設在耳朵裡面的則是利用微量的電流直接刺激病患殘存的內耳神經纖維，使聽覺藉由內耳神經傳到大腦進而聽到聲音。

前長庚醫院副院長黃俊生表示，電子耳植入的方式為一部分以開刀植入的，將電極的部分放到耳蝸內，過去的電子耳因為厚度較厚，所以傷口會很大，現在厚度很薄，通常只要如同耳朵開刀一樣小小的傷口就可以植入機器，而外面的部分有耳掛型或是口袋型兩種選擇。

醫材產業帶來商機

軟骨增生手術獨步全球

談到生醫領域揚名國際的台灣之光，就不能不提由國人自行研發成功的「軟骨增生手術」，它能讓關節受損或關節退化的病人再度獲得跑與跳的能力。人體的膝蓋總是默默承受著身體的重量，也是最常被人們忽略的部位，往往非得等到膝蓋受傷或關節老化，需要柺杖這第三隻腳輔助的時候，才驚覺膝蓋對人體的重要，傳統的關節軟骨修復手術，要動兩次刀，費用高達60萬元，但是現在拜科技之賜，病人有了更好的選擇，那就是「軟骨增生手術」。

軟骨可說是人類關節的避震器，隨著人口老化現象愈來愈嚴重，人工關節的需求量也在快速增加當中，根據統計，全球每年的人工關節市場高達60億美元，由台大醫院以及工研院歷經多年才研究成功的「軟骨增生手術」技術獨步全球，只要取

出兩顆米粒大小的軟骨組織，利用特殊的生長液，軟骨就能夠自行增生修復，全部手術過程只需30分鐘軟骨細胞移植，這項由台灣人自行研發成功的「軟骨增生手術」已經具有世界頂尖水準。

未來，這項研發成果可應用在中老年人關節退化、關節骨頭缺血性壞死或是年輕人因運動傷害導致關節軟骨缺損等疾病，台大醫院已經申請進行此項手術的人體試驗許可，未來相關疾病病人可以不必面對二次手術的痛苦，而且復原期較短、傷口也會比較小。

輪椅人性化　殘障者更便利

另外，對於車禍或疾病造成的

軟骨增生手術讓關節受損或退化的人，重獲跑跳的能力。

終身殘障者來說，輪椅不只是交通工具，更是他們的另一雙腳，輪椅的設計如果不夠貼心，為殘障朋友帶來的不只是行動上的不便，更讓他們事事都得倚靠別人。有些傳統輪椅由於軸心太長，而且整個輪椅重量很重，在進出辦公室或其他空間時需要較大的旋轉空間，然而一般辦公室很難給予很大空間，對於身障人士在求職過程上難免造成困難，因此為殘障者量身打造合適的輪椅成為科技醫療輔助產業的研發重點。

以往殘障朋友因坐在輪椅上無法拿到高處的物品，如果能讓殘障朋友可以藉由電動輪椅站起來、透過特殊的升降設計，便能讓他們輕而易舉地辦到，而模擬轉身動作的設計也將更方便殘障朋友在辦公室行動。更不可思議的是，在不久的將來，輪椅甚至還可以克服爬樓梯等高難度的動作，健康科技發展中心協理吳宏生表示，針對殘障朋友生理或工作上的需要去開發多功能輪椅等產品是他們的主要原動力，這些產品開發出來就是為了要解決殘障朋友們在心理、生理或

是生活上的需要，把不便變成輔助的器具。目前台灣人所設計製造的多功能輪椅不僅受到日本、歐美廠商的青睞，未來更計畫自創品牌，進軍國際市場，以使行動不便的人士也能夠輕鬆地面對人生。

高品質牙根的研發

再者，美麗的笑容也是每個人夢寐以求的，不過笑容要漂亮，整齊的牙齒不可少，以往牙醫對於缺牙的處理方式就是裝假牙，不過裝假牙必須把前後兩顆牙齒削切、磨小，被迫傷害健康的牙齒。但是現在有了最新的科技，也就是所謂的人工植牙，號稱是人的第三套牙齒。

生醫生技產業是高附加價值、知識型產業，有「螺絲王國」稱號的台灣外銷兩萬多種各式各樣不同的螺絲，有從一顆一毛錢不到的家用螺絲到一顆數十萬的航太用高科技螺絲，應有盡有。近年來，在高雄「金屬中心」的研發協助下，傳統螺絲業成功地轉型創新，跨

入了高附加價值的醫療器材產業，原本毫不顯眼的小螺絲釘變成精密的人工植牙牙根，身價百倍。

牙醫師張正宜表示，人工植牙手術代替了以前的傳統假牙，傳統假牙必須把旁邊好的牙齒磨小，非常可惜，尤其是年輕孩子，如果犧牲旁邊好的牙齒是非常可惜的事情，而且傳統假牙只能做到材質跟人體相容互不排斥。但是人工植牙

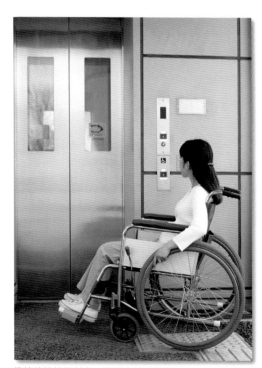

傳統的輪椅限制多，使用上並不便利。

的奧妙，在於鈦合金具有生物的相容性，可以和牙床緊密結合，成為真正的新牙齒。雖然鈦金屬的價格比黃金貴上30倍，但因它可以像天然牙齒般舒服地咀嚼、說話，因此成為目前高雄金屬中心研發的重點之一。

高雄金屬中心組長郭獻南表示高雄金屬中心有很好的加工基礎，甚至在螺絲及部分金屬加工製造也都非常發達，因此金屬中心希望能幫傳統產業升級，朝向醫療器材精密產業發展，目前全球的植牙市場約有32億美元，而台灣每年植牙需求大約是20萬顆，卻全部仰賴進口，這20億新台幣的市場自然成為鄰近國家覬覦的對象，金屬中心信心滿滿地表示，在不久的將來，民眾就可以選用台灣自己研發的高品質人工植牙牙根，同樣擁有一口漂亮的牙齒、最美麗的笑容。

生醫生技 躋身明日之星

假牙的應用外，慢性疾病的檢測也深受生技研發技術影響。根據世界衛生組織統計，目前全球有1億5,000萬人口患有糖尿病，衍生出的全球血糖監測市場約有80億美元，相當於新台幣2,400億元，而且每年還以10%的幅度快速成長中。

位在新竹科學園區的五鼎生技公司即利用電化學技術研發出血糖測片以及測試儀，準確率高達99%。五鼎生技董事長沈燕士表示，此項技術基本上是檢測血液裡的糖分，糖分在血液裡面會產生很多變化，其中有個變

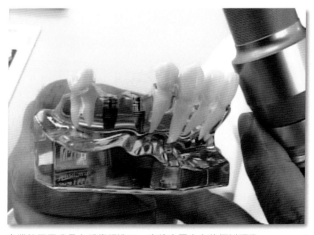

台灣植牙需求量大卻仰賴進口，高雄金屬中心積極以研發高品質人工牙根為目標。

化會產生電子，生物本身有電子產生的機能，利用所反應產生的電子來測量電子的多寡和濃度，然後計算血糖的濃度，此研發也是全世界第四個掌握了電化學的專利。

另外，泰博科技則研發出可以國台語發音的血糖測試儀，讓國內病患備感親切。

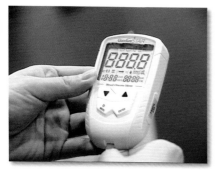

血糖機可檢測血液中血糖的濃度。

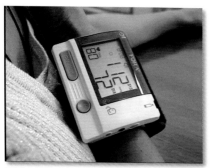

可國台語發音的血糖測試儀，增加老人家使用的便利性。

生技最前線

人工植牙

所謂人工植牙通常分為二階段治療，第一階段是將人工牙根植入齒槽骨內，目前人工牙根表面的處理以鈦合金為主，而把骨頭跟鈦金屬做結合，稱為骨整合，牙根種進去就如同橋墩般植入到骨頭裡面；跟牙根做充分的骨整合後，接下來就要進行第二階段的假牙結合，之後便可以恢復到原來牙齒的功能。

要進行人工植牙建議最好在骨骼發育完成後再做，一般男性在18歲、女性16歲以上若有需要再行人工植牙為佳。

研發不忘保護智慧財產

生醫產業被喻為是21世紀最重要、產值最大且將引領全球「第三波產業革命」的明星產業，研發高品質低成本的醫療器材，已經成為台灣醫療科技產業最重要的研發方向，從過去扮演接訂單的追隨者到如今自我研發成為創造者，在不久的將來Made in Taiwan的醫療科技產品，可望成為台灣的驕傲。

時代基金會、宇智顧問公司執行長徐小波認為預防醫學、遠距照護、國際醫學、休閒醫學及生技農業等都值得積極推展。

其中，預防醫學不應只著重在單項產品或藥品，更應鎖定如抗衰老、檢驗等面向；遠距照護則可節省醫院資源如病床，藉由電子儀器的協助與電腦連線，達到監測病情的目的，也就是所謂patient friendly的產業；國際醫學也是目前台灣已經在推動且世界各國也很熱中的產業，由於台灣醫療水準不錯，相對醫療費用較其他國家具競爭力，有其發展市場；至於生技農業產業更值得政府給予輔導與資金投入，因為全世界未來將會面臨糧食短缺問題、食物安全問題之外，生技農業在台灣將有極大的前瞻性與潛力。

保持技術領先 保護專利

但如何設計出體貼人心的生技和醫療產品、又可保護智慧財產避免仿冒侵權呢？政大智財所所長劉江彬教授表示在研發的領域裡，研發的能量必須持續不斷，且要有「我永遠都比別人稍微早一步」的概念。

劉江彬教授進一步表示，要維持台灣產業從代工走到研發，首先要保護自有的智慧產權與技術領先，並透過申請專利，保護技術不外洩。在技術商業中有很多營業秘密和竅門，如果在這些方面多放一點心血，即使有心者將技術拿走，對方也缺少了獨有的成分和竅門。而且台灣市場小，所研發的產品或技術一定要能開拓海外市場，因此對於台灣以外的國際市場與大陸主要市場的智慧產權制度、食品及藥物相關規範都要充分了解。至於專利的申請視未來產品要銷售到何處或是技術要在何處實施或從事製造銷售、使用，而決定申請國家或地區，對於國際上如WTO

世界貿易組織、世界智慧財產組織及WHO等相關組織的規範、公約都要非常清楚才能保護自我權益與利益。

劉教授同時指出，簽定競業條款也是保護智慧財產權的重要方式，在簽訂合作或授權的合約時，應該完整考慮納入綁住對方的設計條款，例如當公司內部雇員、合作夥伴在相當的期限一、兩年內，不能前往競爭對手公司工作，甚至不能另開一公司與其競爭等。

徐小波則表示，保護智慧財產權是國際行銷重要的一環，而授權當地廠商是保障自己權益的好方法；因為與國際廠商合作，對方會支付權利金，萬一專利受到侵犯

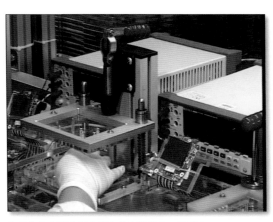

生醫生技產業的提升逐步邁向國際化、專業化。

時，對方也會請律師出面以保護自己的經濟利益，此時專利也可獲得保障。

產業商品化 從政府政策著手

然而無論是醫療器材、製藥、生技農業各項研發，劉江彬教授及徐小波執行長針對科技研發都提出了相同的見解，也就是科技研發價值鏈的觀念。他們同時認為，生技產業是一個以知識為基礎的經濟架構，其價值鏈是由技術研發、技術授權、技術移轉和建立銷售網絡所串聯而成。

所謂技術研發是必須要有市場導向的智財商品化佈局，也就是

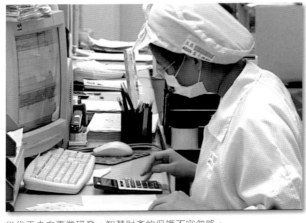

從代工走向專業研發，智慧財產的保護不容忽略。

「技術研發–市場價值–財務價值」的市場導向思維。在研發技術的分項、分段研發成果評估和核心技術的機密性質以及商品化可行性都要做縝密評估，同時強化國內及國際委託研發利用策略聯盟或異業結合進行佈局。

在技術授權部分要能推動偕同開發並於研發初期便引進評估機制，對於負責技術授權的單位組織設計也要能夠在法令上修正予以鬆綁，以採特定或非特定授權與多方進行合作，同時評估國際授權的可行性與方便性。

至於技術移轉、賣斷則要能建立評估機制，並且將技術公司化以衍生公司吸引資本市場資金投入，尋求未來股票上市(IPO)或產業併購（Ｍ＆Ａ）機會。另外還要建立銷售網絡部分，以永續化經營的概念，進行國際同業併購或國際通路併購，才能讓台灣真正走出去。

劉江彬教授及徐小波執行長也認

為，目前台灣各項法規堪稱完備，但最重要的還是在策略應用以及如何靈活運用法規。且在整個價值鏈商業化的過程中，需要投入龐大的資金與人力，因此政府應扮演重要角色。

劉江彬教授強調此時所需要的人才不僅僅是產品研發人才，更需要法律、企業管理等跨領域的專業人才；徐小波顧問團隊也建議政府在推動研究企畫之初就要有一商業模式去推演，並編列相關專利或法律預算，這些在產業商品化過程是絕對必要的。

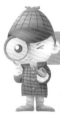

專 家 建 議

多元發展生技農業發揮空間大

時代基金會執行長徐小波的顧問團隊表示目前政府的「生技起飛鑽石行動方案」較著重於製藥、醫療器材和遠距照護，而農產業部分所投入的資金相對較少。他認為其實台灣農技業相當具有競爭力，只是過去的商業模式設定一直停留在國內市場，且政府政策面較缺乏國際觀，整體政策不夠開放。

目前台灣公部門對於農產業研發成果有境外實施的限制，也就是必須先提報經核准後才能到國外發表，所以在經過這些繁複程序後已經拖慢了步調進而失去商機，因此是否能夠在審核過程考慮鬆綁是業界所期盼。

舉例來說，本身完全沒有農業與農業研究的香港於今年上半年成立大陸食品安全認證機構，也就是說所有大陸農業產品要經過香港驗證，香港沒有相關農業研究卻要設立驗證標準，說明了農業生技是一個相當具有利基的市場。反觀台灣雖然在農業都有完整相關研究標準系統，但腳步似乎比其他國家慢了許多，如果政府能多投入資金在農業上，相信台灣未來發展力量不容小覷。

善用祖宗智慧
中草藥再度綻放光芒

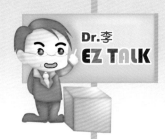

Dr.李
EZ TALK

過去，植物用藥被歸類爲另類療法，但由於西藥初期研發成本大、長期服用易產生副作用，加上無法治療許多慢性疾病……等諸多問題，促使人們又重拾對自然療法與替代醫學的正視，有數千年人體食用經驗的中草藥，也因此在這一、二十年間再度受到國際重視。

這股從古老中草藥尋找新療法的世界潮流中，台灣不但沒有缺席，更因爲擁有優質的研究環境及優秀的人才、嚴格把關的品管標準等優勢，吸引不少生技公司積極投入中草藥的研究，並透過科學驗證的方法來證明療效，以獲得更多國家的信任與認同。

老祖宗留下的智慧經過現代科學包裝，不但爲人類找到新的治療方法，也爲生技產業開創出一片新藍海。

歐美興起自然養生風

101歲健朗老中醫 養生活招牌

姜通是全台灣最老的中醫師，今年101歲，不但耳聰目明、行動矯健、講起話來中氣十足，每星期還固定看診5天。問起健康秘訣，他說，自己不吃水果、不吹風，每天做健康操。此外，還有兩種「養生處方」，一是每天喝人參茶、二是每星期以黃耆、紅棗、枸杞、當歸等中藥材燉煮雞湯，補充營養及體力。姜通的健康之道，儼然成了遵循古法養生的活招牌，或許他的健朗和中藥之間的關聯難以查證，但中國這套古老的科學已在全球掀起一股風潮。

中草藥歷經幾千年的淬鍊，結晶出先人的智慧，這個充滿東方色彩的經驗科學，在西方世界眼中始終神祕，直到最近，蟄伏千年的中草藥，終於有了出頭機會。

近年來，歐美國家興起回歸自然與健康養生概念，害怕西藥長期使用產生副作用，加上西藥研發出現瓶頸。具中醫理論基礎的民族醫學及長期為人類使用的中草藥與針灸已被許多國家視為輔助及另類醫學（complementary and alternative medicine, CAM）的主要部分，對西藥提供重要的補充作用，對某些病症的治療甚至有替代作用，有些國家更將中草藥的治療納入法定臨床用途。

而傳統醫療對養生保健、慢性疾病的療效及用藥理論更逐漸受到重視與肯定，加上可補西方醫學之不足，因此，全球中草藥市場每年正以驚人的速度穩定成長。

台灣中草藥產值具發展潛力

中草藥範圍廣泛，中國醫藥大學藥學院院長吳天賞指出，廣義而言，中草藥涵蓋植物、動物與礦物來源。中藥係指在中醫藥理論基礎下，用於預防或治療疾病的天然品

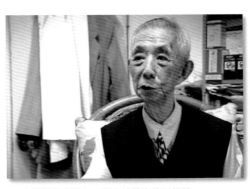

101歲的姜通老醫生，是古法養生的活招牌

及加工品,並散見於古代中醫藥學典籍;草藥則是指未多加記載,流傳民間的草本植物。狹義來説,中草藥為具有治療效果的植物來源,在東西方分別稱為中草藥與草藥,亦可稱為植物藥(herbal medicine or botanical medicine or phytomedicine),可作為預防或治療疾病的天然品及加工品,甚至藥品。

由於中草藥的應用發展甚廣,涉及輔助與替代醫學、預防醫學、保健、傳統醫學等相關概念,因此,近年來在全球主流醫藥市場逐漸嶄露頭角,市場規模估計已達600億美元以上,而台灣中草藥產業產值約為8億美金,僅佔非常小的比例。

其中分為數個區塊,第一為較正規的濃縮製劑廠,其生產的科學中藥如丸、散、錠等,主要為中醫相關診所使用,約佔市場13%;第二個領域為沿襲古代製法的傳統中藥廠,在2005年全面實施中藥廠GMP規範後,目前台灣通過GMP認證的中藥廠有119家,約佔市場7%;此外,中藥材食補領域約佔33%;產值最大的則是中草藥保健、機能性食品,約佔47%。

吳天賞認為,現代人回歸自然的想法及注重養生,所以全球中草藥市場成長快速,台灣若能跟上世界潮流發展,好好開發經營,未來極具發展潛力。

生技最前線

GMP優良藥品製造規範

GMP(Good Manufacturing Practice),亦即優良藥品製造規範,舉凡生產設備的材質與規格、製造的方法與過程、品質的檢驗、原料及製品的保管、組織及各有關作業人員的教育訓練與作業應該遵守的要點、作業過程中所使用的水質等均要符合優良藥品製造規範,方能獲得衛生署的GMP認證,該地之衛生署還會不定期抽檢各藥廠,使民眾用藥更有保障。

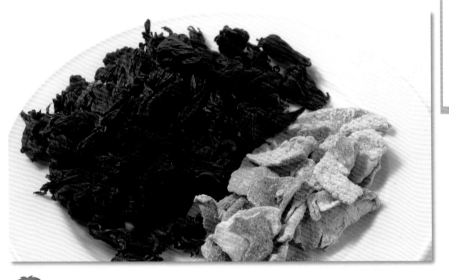

生醫小辭典

輔助及另類療法

另類醫學（Complementary and Alternative Medicine 簡稱CAM）是指主流醫學外之各種輔助及替代性療法，其價值在於提供人類「醫療多樣化」的選擇。

根據美國國家衛生研究院(NIH)所屬「輔助及另類醫療中心」（NCCAM）定義，泛指不屬於西方正統醫學的醫療方式，包含各式醫療及健康照護體系、執業方式與產品，有的來自民俗醫學或療法，有的則是結合現代醫療觀念的產物。

另類療法種類眾多，至少有30種以上，包括國人熟知的中醫藥、草藥、針灸，還有整脊、刮痧、拔罐、推拿、腳底按摩、坐禪、瑜伽、靜坐、冥想、能量療法、芳香療法、順勢療法、印度草藥，以及近代發展的音樂、舞蹈和藝術療法等。

中草藥為惡疾帶來曙光

對炎黃子孫而言，中草藥的使用經驗是老祖先們所留下最寶貴的智慧資產，但事實上，人類利用天然草藥治病強身的觀念和做法，無論古今、中外皆然，加上越來越多以往視為正規的醫療體系尚無有效完全治療慢性疾病如癌症、肝炎、糖尿病以及與老化有關的疾病，西藥已遭遇到難以突破的瓶頸；相反的，中國人的老祖宗對於以中草藥治療這些疾病有獨到的見解，當人類一再面臨癌症死亡的威脅，而化學合成藥物仍然束手無策時，所謂的中草藥、營養療法、食補強身等另類、替代療法，便成為現代人趨之若鶩的一線希望。

吳天賞院長指出，根據世界衛生組織（WHO）統計，全球有40億人口使用中草藥來治病，幾乎佔了全世界人口的70～80％，而美國有34％的民眾曾使用過正統醫療以外的「另類療法」，同時有超過4成以上的民眾願意嘗試中草藥一類的保健食品。因此，過去一向對中草藥、植物藥漠視、採取放任態度的美國聯邦

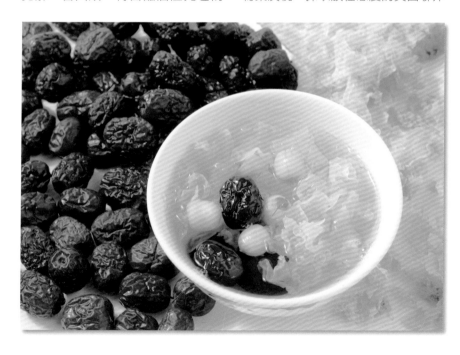

食品暨藥物管理局（Food and Drug Administration，FDA），有鑒於美國民眾對植物藥的接受度越來越高，不得不調整對中草藥管理的態度。

FDA於2000年8月10日公告「植物藥產品審查準則草案」（Guidance for Industry-Botanical Drug Products-Draft Guidance），正式將植物藥品列入管理的範圍，這項公告幫助中草藥開啟了通往全球藥品市場的大門。

中草藥商機無限

FDA在植物藥產品審查準則草案中說明，基於傳統中草藥的人體經驗歷史長久，在安全性方面的疑慮較小，因此，開發植物性新藥時，可跳過臨床前的安全評估以及臨床第一期試驗，直接申請進入二、三期臨床做有效性試驗。若經試驗證明有確切療效，再視情況補充相關臨床前試驗，即可申請新藥上市許可。

對新藥研發的廠商而言，FDA這項措施可大幅降低新藥開發的成本，同時也可縮短新藥研發的時程，無論就市場商機、投資風險、資金挹注等都有非常大的誘因。因此，許多業者開始投入研究中藥新藥的行列。

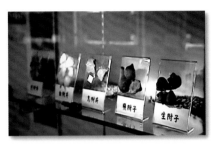

中草藥受到重視，讓許多業者開始投入研究中藥製劑的行列。

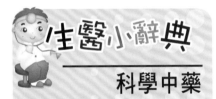

生醫小辭典

科學中藥

科學中藥為「科學中藥濃縮製劑」的簡稱，指的是透過對藥材炮製、萃取的科學化品質管制，以現代製藥方法取代中藥傳統煎劑，濃縮製劑，製成便於口服的劑型。

科學中藥劑型上有粉劑、錠劑、瓶裝藥液、藥液包等，一般提及的是粉劑科學中藥，在台灣也是中醫師常開處方的主要形式。

中草藥的實證瓶頸

工研院新藥進入人體臨床

　　從古老的經驗裏尋找新的智慧，已成了國際間的默契，唯一需要的，是強而有力的科學證據，而這正是中草藥新藥開發過程中，最困難的部分。

　　工研院生技與醫藥研究所近年來致力於肝病及氣喘治療中草藥新藥的開發，生醫研發動物實驗站進行肝病新藥的研究已有多時，管制室裏數十隻患有肝炎的小黑鼠用中草藥治療了3個月，沒有投藥前的細胞切片嚴重纖維化，這種嚴重肝硬化的現象，至今沒有任何西藥可以改善，但中草藥創造了前所未有的奇蹟。經過研究人員投藥後，取出來的肝切片，纖維化狀況大致已消除。

　　經過生化細胞與毒理研究，工研院開發的肝炎及氣喘中藥已通過動物實驗，目前抗B肝中草藥新藥BMEC-101、抗氣喘中草藥新藥BMEC-1217B，已順利通過美國FDA新藥臨床試驗（Investigational New Drug，IND）審查，進入人體臨床試驗階段，但離新藥的上市，仍有一段遙遠距離。

臨床試驗為上市前最大難關

　　新藥開發是一個漫長又複雜、需要高資金且高風險的過程，而人體臨床試驗更是整個新藥研發鏈中不可或缺的一部份。臨床試驗是新藥上市前的最大難關，9成5的藥廠在這一關徘徊等待，只要有一絲安全疑慮，動輒十年的研究心血即付之一炬。

　　為此，經濟部技術處自民國90年起，便積極推動國內新藥產業發展，在與政府相關單位及產、官、學、研的通力合作下，提昇了國內臨床試驗水準的諸多措施。同時為鼓勵業界快速投入醫藥品及醫療器材的臨床試驗案例執行，技術處更從

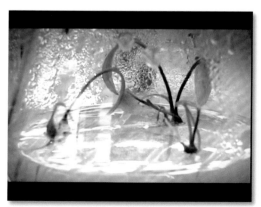

植物的栽培是中草藥發展的最大關鍵。

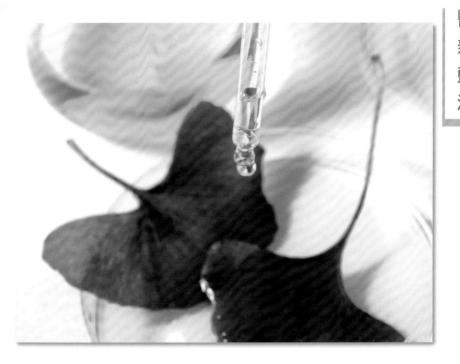

94年8月起開始推動「快速審查臨床試驗計畫(Fast Track)」，以加速國內醫藥品與醫療器材的研發產出，順勢帶動臨床試驗相關產業發展，而國內的生技新藥產業也就此逐漸從初期的研發走入臨床階段。

結合科學實證方能邁向國際

　　中央研究院生物醫學科學研究所特聘研究員李德章博士指出，中藥在華人世界已有悠久的臨床使用歷史，也累積了大量的經驗及觀察心得，但在講究實證醫學的今日，如何將中藥進行科學評估，是中醫藥能否邁向國際的最重要指標。由於中醫藥基本理論和西醫藥不同，若完全套用西方的方法及模式來驗證中藥，將有困難之處，且許多中藥都有人類使用經驗，所以對其毒性的考量，應有別於西藥的要求。而如何結合科學實證方法，確認固有典籍中藥處方之新療效，以及利用天然中藥材開發新藥，關鍵就在於嚴謹可信的臨床試驗。

政府帶頭建全中藥臨床環境

全台設立中藥臨床試驗中心

為健全中藥新藥的臨床試驗環境，行政院衛生署中醫藥委員會參酌歐美相關法規，擬具「中藥新藥查驗登記須知」，並經衛生署於民國88年10月20日公告，使業者在台灣進行中藥新藥開發及臨床試驗時有所遵循。此外，中醫藥委員會也大力爭取在各大醫院設立「中藥臨床試驗中心」，以供業界作為中藥新藥臨床試驗場所。而為確保臨床試驗中心品質，中醫藥委員會每年並以委辦方式，延聘專家、學者組成「輔導查訪小組」，以掌握各中藥臨床試驗中心運作狀況。

全台首件醫師處方中藥新藥

經中醫藥委員會10年來的推動，衛生署已陸續在全台灣成立了15家中藥臨床試驗中心，「壽美降脂一號（LipoCol Forte）」就在這樣的環境下，歷經近5年時程（約2

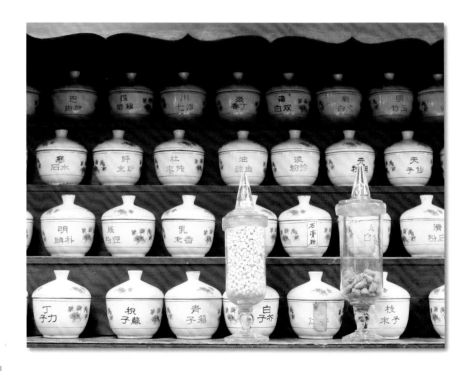

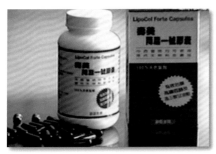

「壽美降脂一號」的上市，樹立國內中草藥生技的里程碑。

署新藥審核上市之外，不少中草藥也都已進入臨床階段，紮實的研發能力和科學驗證，讓台灣成為國際中草藥研發中心的夢想指日可待。

年人體臨床試驗），確定能降低血脂，又沒有西藥橫紋肌溶解症的副作用，獲准於2005年上市，成為全台灣第一件醫師處方的中藥新藥。

台灣對中草藥新藥的審核標準，一向採取美國食品藥物管理局（FDA）共同認定的「優良臨床規範（GCP）」，並且要和西藥一樣，經過大規模人體臨床試驗考驗。吳天賞院長表示，美國過去曾投入相當多資源進行中草藥研發，但迄今尚無任何一項完成三期臨床試驗，因此，「壽美降脂一號」能通過衛生署新藥審核，成為全球第一項符合西醫「優良臨床規範（GCP）」，獲准進入市場的複方植物用藥，不僅對中藥界是一項重大突破，更樹立了國內生技產業里程碑。

除了「壽美降脂一號」通過衛生

生醫小辭典
壽美降脂一號

壽美降脂一號（LipoCol Forte）是國內第一件依西藥優良藥品試驗規範（GCP）完成中藥新藥臨床試驗（IND）及申請中藥新藥查驗登記（NDA）通過的中藥新藥，由天然特選紅麴菌依特殊生技製程發酵而成，對降血脂功效良好，且無西醫化學藥物所產生的副作用，由衛生署於2005年6月17日正式授予1999年「中藥新藥查驗登記須知」公告以來，第一張中藥新藥藥品優良臨床試驗規範。

中草藥面臨的問題

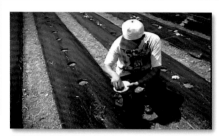

中草藥的種植需注意土壤、水質，且嚴禁使用農藥。

大陸進口藥材品質不一

　　台灣自2005年全面實施中藥廠GMP規範後，所有中藥廠都符合GMP國際認證，代表台灣的中藥產品有穩定的品質管制，然而在發展中草藥新藥的過程中，最難克服的是「藥材」的部份，因為中草藥易受外在環境影響，同一種藥材，不同季節、不同產區、乃至於不同批次，成分會有所不同，加上中草藥成分複雜且多來自中國大陸，品質難以掌握，因此，從原料到產品製造的過程中，品質的監控格外重要。

進口藥材應落實境外管制

　　中華中草藥生技發展協會理事長楊榮光表示，目前台灣的中草藥材9成仰賴大盤商從中國大陸採購進口，不當的炮製、農藥、重金屬殘留等問題嚴重，主管機關應盡速進行「中藥材源頭管理機制」，從源頭確保民眾使用中草藥安全，如：完備制定並公告中藥材品項、品質標準、實施中藥材等原物料須檢附生產履歷及檢驗文件等措施、中藥材做好境外管制，境內再針對重點進行檢測、對於劣質的進口中藥材需有退貨及銷毀機制。

　　吳天賞院長也說，大陸市場混亂，同一批藥材的品質可能並不一致，因此，中醫藥委員會推動的「境外認證暨境內品質管制機制」，也就特別重要，應該積極落實，才能為台灣人民的用藥安全把關，同時解決廠商開發新藥時藥材品質不一的問題。

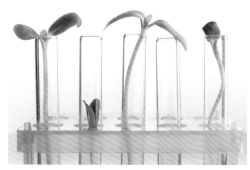

生技最前線

中草藥新藥研發進度

審查單位	公司	藥品	發展階段
衛生署 中醫藥委員會	腦得生公司	BNG1（治療腦中風）	臨床三期完成
	中國醫藥大學	六味地黃丸（治療糖尿病）	臨床三期
	佰研生技（公司前名「天驥生技」）	S101C（治療骨質疏鬆）	臨床二期
	中華醫藥、醫藥中心	PDC339（治療胃潰瘍）	
	順天生技	SB221（治療高血壓）	
	振豐	瑞爾康（戒毒）	臨床一期
	科苗生技	Genic（治療愛滋病）	
	中華公明	乙肝康膠囊（治療B肝）	
衛生署藥政處	懷特生技	血寶PG2（化療後照護）	新藥申請（NDA）
	中天生技	MS-20（癌症輔助劑）	臨床三期完成
	中天生技	Herbiron（抗缺鐵性貧血症）	臨床三期
	杏輝醫藥	STA2（治療冠心病）	臨床二期完成
	懷特生技	暈寶PCNH（抗暈）	
	懷特生技、順天生技、藥技中心	PDC748（止咳）	臨床二期
	德英生技	SR-T100（癌症用藥）	
	泰宗生技	TCM-700C（輔助C型肝炎治療劑）	
	懷特生技	肝寶PHN121（C肝輔助治療）	一／二期臨床試驗

資料來源：經濟部技術處生醫產業技術推動辦公室　　註：截至2010年1月為止

藥材自給自足 管控品質

植物組織培養讓品質均一化

如何讓植物用藥成分均一，是中草藥發展的重要關鍵，尤其在中草藥製造業的國際競爭愈來愈強的情況下，台灣若能自給自足，且提供高品質的上游原物料，不但可以擺脫原料受控於中國大陸，更能提昇台灣中草藥製造業的國際競爭力，而「植物組織培養」就是一個方式，透過植物組織培養的技術，可使植物在短時間內大量繁殖，並使品質達到均一化，提供重要且可靠的製藥來源，如雲南白藥的主成分「三七」，就是利用組織培養的方式，無限擴大其中的有效成分。

組織培養技術已成開發主流

由於植物組織培養可提供各項研發中的植物藥藥材原料，掌握原料來源、品質及成本，並穩定植物體中的成份及確保藥材的安全性，供臨床試驗及產品上市所需的關鍵藥材，並可進一步衍生應用於其他藥用植物的栽種，以垂直整合新藥開發的原料取

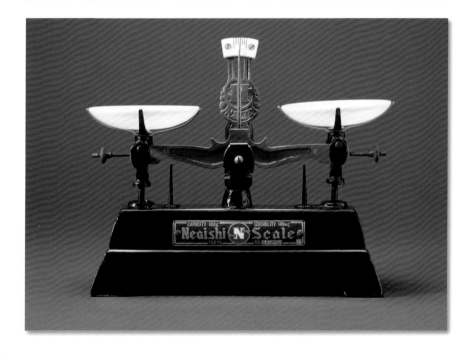

得、研發及臨床試驗等相關技術。因此，利用植物組織培養生產藥用成分，近年來已發展成為藥用植物生產應用的主流之一。

花蓮成功栽種外來品種

除了利用植物組織培養技術大量繁殖藥材來源之外，推廣栽培種植藥草也是一個方向。原本不屬於台灣原生物種的中草藥材－當歸、丹蔘就成功在花蓮大規模栽種，將外來的藥材品種，在台灣創造奇蹟。

國內藥用保健植物產業，過去主要集中屏東，但花蓮好山、好水、好空氣、無汙染環境，更適合藥用保健植物生長。行政院農業委員會花蓮區農業改良場積極推動建立本土化中草藥產業，選定適合花蓮栽培之丹蔘及當歸等中草藥，研發優良中草藥栽培法，從基源植物鑑定、栽培環境的土壤、灌溉水質的安全檢測、栽培繁殖技術，收穫處理

到加工利用等，都建立一套準則，提供農民使用，以達到生產安全、高品質藥材的目標。經過國內產、官、學界7年攜手合作紮根，花蓮有機栽種的當歸、丹蔘等保健作物，年產量已逾1,600噸，讓台灣後山飄散濃濃藥香味。

花蓮當歸、丹蔘質量俱佳

目前，花蓮當歸種植面積約50公頃，集中在吉安、玉里、光復、瑞穗，丹蔘則約有12公頃，多數在光復、瑞穗，成功促使保健作物種植達到產業規模，其中，光復地區更已建立全台規模最大的丹蔘生產基地。不僅如此，兩種中草藥質量

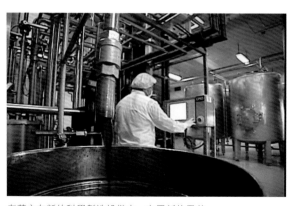

老藥方在新的科學製造設備中，有了新的風貌。

俱佳，花蓮當歸有取代進口當歸的潛力；而對於心肌梗塞等心血管疾病，以及對抗腫瘤有特別療效的丹參，其指標性成分丹參酸及丹參酮含量經分析，發現含量較市售者為高，抗氧化能力亦較市售之丹參為佳，已經有美國和日本等相關廠商希望台灣能夠提供原料，作為心肌梗塞等心臟病在第一線可以使用的藥材，未來如果產量足夠，還有機會回銷中國。

大富、大豐將發展有機生態村

另一方面，花蓮農改場積極推動保健作物產業的發展，建立保健作物的優良繁殖栽培體系，並逐步擴大中草藥的栽培面積，同時還開發出多樣化的保健產品，農改場並把成功經驗引進光復鄉大豐、大富地區，規劃往有機生態村方向發展，以保健植物種

植為重要目標，推動5公頃保健作物種植面積，帶動中草藥產業的發展，現已協助設立大豐地區保健植物栽培示範圍，種植當歸、丹參、忍冬等保健作物。台灣中草藥生技的第一道防線可說已在美麗的花蓮打下堅固的地基。

生技最前線
植物組織培養

植物組織培養（Plant Tissue Culture）是將植物的組織、器官、細胞或原生質體作為培植體，經消毒滅菌後接種在含無機鹽類、有機物質和植物生長調節劑的無菌培養基，在控制好光與溫度的環境下誘使培植體生長或分化的技術。

組織培養技術可利用於高經濟作物種苗的大量繁殖，如花卉作物之蝴蝶蘭；中草藥植物之藥用石斛、台灣金線蓮、丹參及柴胡等。近年來更利用大型生物反應器生產重要之二次代謝產物，建立與製藥產業連結之平台。

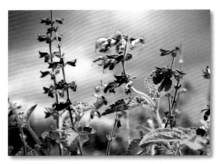

花東地區是中草藥適合栽種的好地方。

台灣草藥資源有助生技發展

「藥園」、東台灣草藥飄香

開發本土藥材對於生物科技的發展有相當大的助益，尤其若能針對一個地區的特有品種，進一步加以研發，更容易申請專利。

中國醫藥大學是華人第一個以中醫藥教育為主的學校，校區內開闢了國內醫藥類大學首座的中草藥「藥園」，園區內栽培500多種藥用植物，分別隸屬130科，400屬，有八角蓮、大安水簑衣、爪葉馬兜鈴、毛地黃、萱草、番杏、蓖麻、七日暈、紫茉莉、毛茛、月桃、狗尾草、射干、桑樹、洛神花等，都是台灣特有的藥用植物。

此外，有著「台灣藥草的故鄉」之稱的台東，因為地形具有不同海拔高度的特殊環境，全年雨量充沛且分配平均，再加上擁有全台唯二具熱帶雨林氣候的蘭嶼與綠島，讓生物多樣性更加豐富。保守估計，光是藥用植物就有上千種，都是屬於台東原生品種，佔台灣所有藥草品種的百分之99%，中醫學者美其名為「神農氏的天然草藥房」。

而台東區農業改良場除了和飯店業者合力打造原生應用植物園，

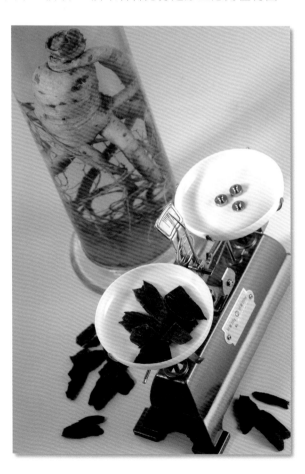

推廣台東有機生技農業之外，近年來也積極收集保育特種作物和研究開發利用，並舉辦台灣藥草節「藥草的故鄉在台東」來推動當地中草藥產業。

天然植物陸續發現新藥用成分

中國醫藥大學藥學院院長吳天賞指出，台灣草藥資源豐富，許多特有的品種更是得天獨厚，近年來，不斷有新的藥用成分由天然植物中被發現，其中，最出名的莫過於治療乳癌、肺癌、腦癌以及子宮頸癌等許多種癌症的用藥－紫杉醇，紫杉醇可由台灣珍稀樹種紅豆杉的樹皮分離得到，是目前最有希望的抗癌藥物；治療蛇毒的八角蓮，成分中含有鬼臼毒素，能抑制細胞中期的有絲分裂，對動物癌症腫瘤有明顯的抑制作用；而蘭嶼原生的青脆枝中有高含量的喜樹鹼，可治療結腸直腸癌，現在台灣南部已種有數百公噸。

吳天賞院長也說，在各方研究者都積極尋找新藥的今天，生物歧異度超高的台灣，如能善加利用、開發本土藥材，為數眾多的藥用植物將是台灣未來的重要資產。

生技最前線
台東原生應用植物園

台東原生應用植物園經過一年半的籌畫，於2005年5月底正式開幕，位在花東縱谷南端初鹿牧場旁，這裡擁有得天獨厚的綠野農情景致，並把台東的綠寶石－藥草透過生物技術萃取、健康有機種植等先進技術，結合得天獨厚的台東觀光資源，是台灣難得一見，以推廣台東有機生技農業為主題的健康園區，多樣豐富觀光價值讓其成為台東當地知名的休閒農業景點。

台東原生應用植物園占地五公頃，耗資一億多元打造，園區內，從圍籬到植被，幾乎所有看得見的植物都是藥草，意在打造一處結合「無污染有機栽種」與「生物技術」的養生場域，終極目標在為台東創造出結合藥用植物與農特產的「健康保健特產」品牌。

以西藥思維開發中草藥

中藥成分複雜 科學驗證不易

　　全球中草藥市場蓬勃，每年以10%至12%的速度快速成長，但在美國FDA核准的3百多件臨床試驗中，卻只有德國業者研發治療異位性皮膚炎的綠茶萃取物植物用藥，成功於2006年底上市。FDA 的大門欲開還閉，原因在於中草藥成分過於複雜，沒有一一驗證很難過關。

　　李德章博士指出，中草藥的種植過程、氣候土壤、收成加工、保存及萃取方式都會影響其有效成分的含量，且中草藥常是複方，在開發新藥的過程中，改變任何處方組成之藥味，或改變其傳統劑型的方式，都需相關的藥效藥理與毒理實驗及數據予以驗證。

　　但中草藥具有多成分、多靶點及多重作用的特性，除少數一些含較低化學成分的中草藥產品外，大部分的中草藥都含有數十個以上的化學成

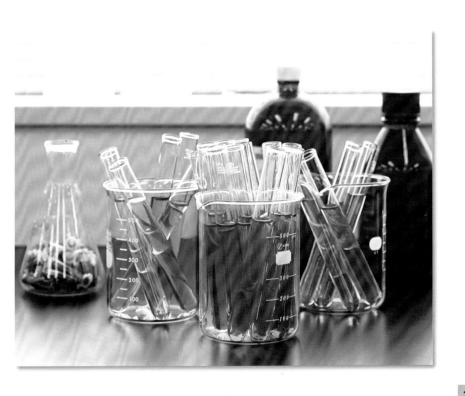

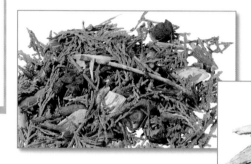

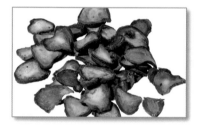

分，很難找到唯一的有效成分或組成及生物活性試驗方法。在有效成分的生化性質不明，藥物的化學成分無法穩定和定量化，以及對於藥物中有效成分的吸收、分佈和代謝無法做到定性定量的情況下，中草藥新藥要通過FDA認證，成功核准上市，目前仍困難重重。

萃取研究成分再科學合成

有鑑於此，國內不少生技公司透過中草藥複方拆方研究找到藥效物質，進而優選可研製出機理和適應症明確、質量可控的小複方，及有效部位或單一成分新藥，如懷特新藥「懷特血寶PG2」及新藥PG27，都是從單一植物萃取的混合物。

PG2是一種血球提升劑，取自黃耆，可治療癌症病人接受化療，或放射治療所引起的骨髓抑制現象；PG27則萃取自雷公藤的有效成分「內脂醇（Triptolide）」，懷特是以抗類風濕關節炎為適應症。

順天生技總經理簡督憲指出，中草藥雖具有多種成分，但通常只有一部份為有效成分，如能以現代科技分析其化學成分萃取其單一有效成分，再透過科學合成就能量產，純度又高，這種從中藥延伸至西藥的作法，也較能打進國際市場，順天生技能

順利從中草藥中找到新藥，就是採用這種新思維。

簡督憲總經理説，台灣很早就投入中草藥新藥開發，卻一直無所獲，主要是因為產業普遍對西藥製藥流程不清楚，只以中藥方式想找到中草藥的新藥，若能以西藥角度開發中草藥新藥，透過化學合成「中藥新用」，不僅可降低上百倍的研發成本，更可造就低污染、潛力大、價值高的產業，而台灣充分具備了這樣的條件。簡督憲總經理強調，中草藥複方用不同溶劑泡製、萃取產生有效成份的生技發展，除了可領導世界中草藥複方之研究發展，更是國際歐美藥廠無法與台灣競爭最重要的技術。

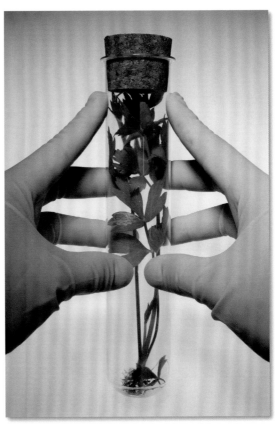

在台上市有助向FDA叩關

植物藥產業的興起，對台灣而言，是發展中草藥的絕佳機會，但FDA認證嚴格，成為新藥發展的關卡。對此，李德章博士及吳天賞院長建議，國內研發廠商可先在台灣申請上市，並藉以發展新藥審查、臨床試驗等相關業務，相信經由眾多健康食品認證到植物新藥的開發案，必能提高植物藥產業的總產值，並使台灣成為高附加價值的中草藥研發中心。

打造台灣成中草藥科技島

政府投入大量經費與技術

台灣在中藥實施GMP超過20年，目前全台的中藥廠已全面落實GMP規範，換言之，台灣在中藥科學化的執行、檢驗、品管、人才乃至研發實力都很堅強。過去，台灣以半導體設計及IT資訊通信產品取得了空前的成就，足以傲視全球；二十年來，在政府大力支持下，台灣的生物科技產業也急速成長。

尤其在中草藥產業方面，政府於1995年由行政院會通過「加強生物技術產業推動方案」，列舉優先發展產業中包含「科學化中草藥」，並於1997年將「中草藥科學化」列為國家重大發展目標之一；2001年開始，政府積極投入中草藥產業技術，開發傳統方劑及植物萃取物，研發至今，已建立全世界最專業的道地藥材300多種基原鑑定資料庫，且藥材基原鑑定技術由傳統的五官檢定、組織切片、鏡檢，至今日已融入HPLC化學指紋圖譜，及DNA分子鑑定等現代科技，帶動藥材、飲品、藥膳、健康食品、中草藥新藥及相關產品品質管控至世界一流水準。

近五年來，政府更投入50億經費，希望能夠讓台灣中草藥成功進軍國際市場，而台灣的中草藥研究成果也吸引日本、韓國、歐洲以及中東許多國家的注意，英國廣播公司BBC甚至以此題材做了一系列的專題報導，過去以「電腦科技島」聞名全球的台灣，在21世紀的趨勢中，再以「中草藥科技島」的姿態吸引全球目光。

台灣是植物新藥研發基地

台灣的生技產業在政府努力推動下，已具國際競爭力，且不論人力和資源的發揮，都已具有國際規

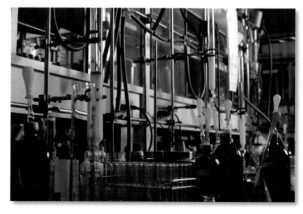

模和水準,而做為中草藥發源地的我國,藉由長期使用中草藥的經驗,再透過現代科學包裝傳統經驗,更讓台灣成為植物新藥研發的重要基地。產、官、學的通力合作,不僅為台灣在中草業生技產業掙得一片藍海,也讓世界對台灣這個有著豐富歷史文化的美麗島嶼刮目相看。

相信台灣擁有優秀的人才、優質的研發環境,以及行之多年的品管標準,只要善加利用這些優點,打造世界級的中草藥研發重鎮,指日可待。

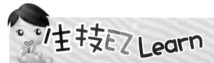

HPLC化學指紋圖譜

HPLC(High performance Liquid chromatography)指的是高效液相色層分析法,廣泛應用於各種化學分析的場合,基本原理為應用一般液相層析 (LC) 的觀念,以分析管柱為固定相,選擇適當溶媒系統為移動相,於管柱前端注入少量萃取液即可開始進行分析。由於HPLC的分析能力強,再現性良好,系統穩定性高,樣品及溶媒的使用量少,偵測器型式選擇多,很適合用來建立中草藥化學指紋圖譜。

化學指紋圖譜則是管控中草藥複方「均一性」與「再現性」的重要手段,美國FDA、英國草藥典、德國藥用植物學會均接受中草藥的化學指紋圖譜。因此,「化學指紋圖譜」也是中草藥國際化的關鍵技術。

中草藥所含的成分可能因為藥材的基原、產地、採收部位、採收季節或處裡條件等差異,造成產品在功效上的差異,再現性不一致,對於藥效可能發生影響。中藥指紋圖譜的建立,目的就是要全面反映中藥所含內在天然化學成分的種類與含量,進而確實掌握中藥的品質。同時化學指紋圖譜也為西方國際社會所認可,有利於將中藥製劑與相關產品打進西方主流醫療市場。

PART4
世界新潮流

全球邁入高齡少子化時代，
年長者照護成為各國相當重視的議題，
未來透過遠距醫療監測系統，
民眾的生理狀況可隨時傳到醫療院所，
照護問題可以得到舒緩和改善，
高齡者和偏遠地區民眾，
也能夠透過資訊科技得到專業的醫療照護。
科技的發展也帶動觀光醫療潮流，
國內業者紛紛在國際醫療市場投入大筆資金，
甚至興建結合醫院、休閒與飯店的醫療渡假村，
旅行休閒，兼具健康美麗，
令人嚮往的醫療方式，
讓眾多外籍人士不遠千里來台。

醫療無疆界
科技讓家與醫院零距離

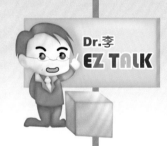

Dr.李
EZ TALK

台灣逐漸邁進高齡化社會，年長者因為身體機能逐漸衰退，到醫院報到的次數也增多。

能不能讓老人家不要跑醫院，就能得到醫療照護呢？答案是肯定的。透過遠距醫療，即使是住在偏遠地區的民眾也能透過資訊科技以及電子醫療器材的輔助，得到專業的醫療照護。

尤其近幾年，政府持續推動遠距照護計畫，不管是在偏遠地區或是在人口密集的都市，紛紛成立照護服務站，透過醫療監測系統，民眾的生理狀況可隨時傳到醫療院所，讓醫護人員隨時追蹤，也即時掌握任何的緊急狀況。

科技為年長者健康把關

80歲阿嬤天天有護士問候

「喂!阿嬤,妳最近好嗎?」

「喂!護士小姐喔!」

「阿嬤,請妳把醫院的電話拿起來,我現在跟你做影像的相連,有半分鐘至一分鐘會沒有聲音,那是正常的,妳不要掛掉電話。」

這是一段遠距醫療系統的視訊對話,視訊電話的一端是竹山秀傳醫院的遠距照護中心,另一端則是幾公里外一處三合院。接受視訊電話照護的老阿嬤今年已經80多歲了,兒子因為在外地工作,無法經常陪伴在身旁,但她並不感到孤單不安,「現在的科技真厲害、真方便,讓我們這些

鄉下的老人可以不用凡事都找孩子,我們如果身體不舒服,護士小姐都會幫我們通知。」這位獨居且患有高血壓的阿嬤先前曾在家跌倒,還好鄰居即時發現將她送醫;現在除了每天有護士定時透過視訊問候關懷,她還隨身攜帶求救按鈕,如果緊急狀況再度發生,她已經知道如何透過按鈕求救。

緊急求救系統救獨居老人一命

在竹山鎮紫南宮附近的社寮里,類似接受遠距照護的老人家有60多戶。對這些多數不認識字的老人家而言,電腦可能可以「滾土豆」,但提到「透過電腦看病」,絕大多數仍不能想像,而且對於使用科技器材相當抗拒。

儘管如此,遠距照護系統還是發揮功用,幫當地一位老人家撿回一命。當天這位獨居老人半夜突然心臟不

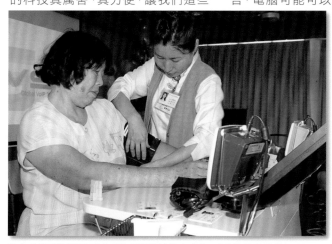

竹山秀傳醫院透過照護系統照顧當地的老人家。(秀傳醫院提供)

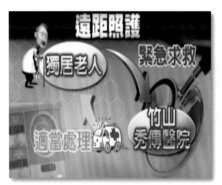

秀傳醫院遠距照護系統幫助許多獨居老人。

適，透過視訊設備與秀傳醫院24小時待命中心聯絡後，醫護人員判斷是心肌方面的問題，立即派救護車前來，到院後檢查發現果然是心肌梗塞，所幸給予緊急治療後才無大礙。

現在雖然當地不少老人家仍在適應使用遠距照護系統，卻也漸漸習慣於紫南宮拜拜後，順道到社寮里民眾活動中心量血壓、血氧和血糖。這裡的老人家都有一張「安心卡」，透過生理訊號擷取系統，測量結果會透過網路傳送到醫院。在外地的子女可以透過網路了解父母親的生理狀況，醫生也可以透過血壓曲線圖，適時調整用藥，一旦老人家生理訊號異常，醫護人員也會以電話和簡訊通知家屬。

生醫小辭典

遠距照護

遠距照護（Telecare）是從以往單一醫院的照顧模式，進階發展結合在地的基層醫療、長期照護服務以及生活照顧的全方位照顧體系模式。

透過資、通訊設備，結合醫療院所儀器和醫護人員專業，遠距照護可提供被照護者醫療保健、生活關懷和持續監測等服務。負責照護的護理人員可透過電話訪視、視訊諮詢、網路等管理系統平台，掌握個案健康狀況；使用者也可透過緊急呼叫、數位生理監測系統，隨時透過電話、視訊、影像等設備向照護人員求救，或進行病情及藥物諮詢等。

由於遠距照護的對象多鎖定獨居老人和慢性病患，因此針對個案的衛生教育和生活照護也都在遠距照護範圍，病人可以不必上醫院，就可獲得基本的健康照護，對於不少偏遠地區的老人家而言，可以少去奔波之苦，也可得到即時的照護。

社區健康站的啓動

生理監測與藥物安全服務

　　政府不僅在鄉村設有遠距照護中心，在都會也透過社區成立健康照護站。在台北市的成功國宅，每天早上9點不到，社區內的健康便利站已經有許多老人家來報到。由於當地是眷村改建，國宅內老年人口比例偏高，年滿65歲以上的居民佔了20%，而且多數人的子女都不在身邊。便利站成立後，居民可以每天到此做各項生理測量，並透過醫療監測系統傳到醫院，讓醫護人員隨時追蹤。

　　成功社區健康便利站另一個重要功能在於藥物安全服務。當地的護理人員發現，錯誤用藥是導致老人家頻繁上醫院看病、卻又怎麼也治不好的關鍵因素。護理人員表示：「醫療院所的系統沒有辦法做整合，比如一位老人家因為高血壓而在某一家醫院拿藥，但吃了藥後可能有某些副作用，例如晚上容易夜咳等；因為不舒服，他又到另一家醫院去看胸腔科拿咳嗽藥；咳嗽藥吃久了，可能又有便秘的問題，於是他可能又到第三家醫院去看腸胃科……。原本他只要調整一顆藥，卻因為不了解藥物使用而吃了7、8種藥，反而導致用藥上的危險。」

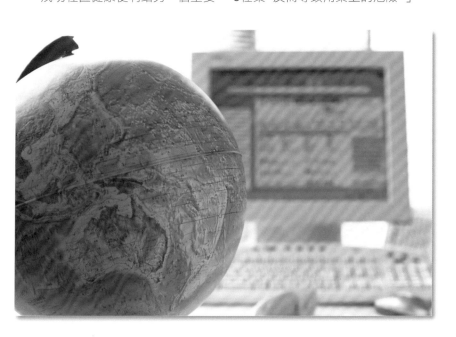

遠距照護不分城鄉

老人照護是社會共同責任

根據衛生署預估,到了民國2026年,台灣的老年化人口將高達20%,成為「高齡化社會」。高齡化社會所帶來的最大衝擊,就是老人健康照護問題,將會拖垮健保制度,以2006年健保統計資料為例,老年人口雖然只佔總人口的10%,但是醫療費用卻是其他年齡人口的7倍。

為了因應高齡化社會來臨,政府自2008年1月起即開始試辦遠距照護服務。在資源方面,積極整合醫療照護、生活支援以及在地社區資源,為社區民眾提供多樣化的照護服務;在科技應用方面,結合電子化醫療器材、資訊、網路、電視,為居家民眾提供便利的科技化照護服務,同時應用視訊系統,為護理之家提供跨專科、跨專業的整合照護。此外,也設立了24小時客服專線,為接受遠距照護的民眾提供健康諮詢。截至2009年7月底止,累計導入之醫療照護機構數共8家,累計服務個案數為682人,從2009年1月至7月,共提供27,784人次的服務,並帶動26家異業廠商合作。

降低住院與急診

衛生署照護處鄧素文處長表示,每個人都會老,照顧長者是社會共同責任,尤其失能、失智、老年慢性病患的長期照護,除了家屬必須擔負外,更需要社會共同努力,因此衛生署陸續提

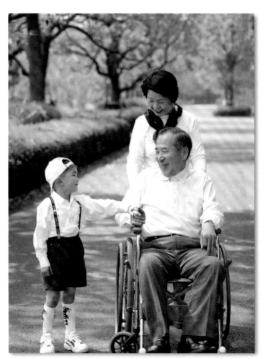

因應老人化社會來臨,遠距照護醫療發展刻不容緩。

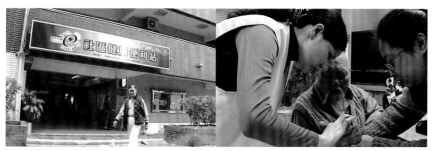

社區健康站的設置，是政府結合醫療照護與社區資源，為在地居民提供更多服務。

社區健康站還有一個重要的任務，就是在用藥安全方面的諮詢。

供居家/社區式和機構式的照護服務模式。居家/社區式的照護服務內容，包含遠距生理量測、會員健康管理、藥事安全服務、視訊諮詢服務、遠距衛教服務、警示通報處理、社區據點經營、生活資源轉介等；機構式的照護服務內容，則包含遠距視訊會診、遠距生理量測、視訊探親服務、遠距衛教指導、藥事安全服務等。

目前照護服務政策已看到初步成果，並逐漸帶動社區民眾健康知識與行為的改變。其中超過80％的參與民眾，每週至少到健康便利站進行一次的血壓血糖自我量測，民眾用藥安全認知和健康管理同時提升；而參與居家照護模式所服務的民眾，住院率下降65％，急診率下降34％。至於加入機構式照護的獨立型護理之家，與參加計畫前一年相比，機構住民的非預期返診率降低了21％，院內感染密度降低36％，換算為藥物支出，約可降低抗生素支出費用達38％。

科技始終來自於人性

鄧處長同時指出，醫療無疆界是時代趨勢，對於高山、離島、偏遠地區的民眾而言，當地交通不便、醫事人力缺乏、醫療設備不足，遠距照護系統更形重要。政府希望透過基層護理人員的推動，在各地建立健康營造點，從加入、登錄、監測、傳輸、訊息等系統，建置居民健康管理平台系統。現階段，衛生署選在竹山等幾處鄉鎮試辦，透過遠距照護系統，結合地方和中央醫療資源，以提供民眾更

好的照護服務。

「地方護理人員是遠距照護政策推動的重要環節，許多被服務者，尤其是老人家對於使用視訊系統難免有所抗拒，但他們通常又與在地護理人員有鄉親情誼，因此在地方護理人員的教導推廣下，老人家使用的意願將可大幅提昇。」鄧處長實地走訪遠距照護試辦點後，發現除了使用方法的教導外，如何提升被服務者的使用意願是不可忽視的一環，「台灣的科技產業競爭力在國際名列前茅，但如何讓遠距系統更為人性，並且更加貼近病人的需要，是設計端、提供服務端需要努力的目標。」

AGPS協尋失智迷路的老人

人性化的思維，已在成功國宅的遠距照護中得到初步落實。目前國宅社區約有10位失智症患者，為了避免走失迷路，照護站讓他們在身上配戴小型的電子裝置，緊急時只要按求救訊號，訊號就會傳回照護站，護理人員可透過訊號與老人家聯絡，並了解他們所需要的幫忙；不過很多失智症患者根本忘記自己有配戴此項裝置，迷路了也不知道求救，此時家人就可以到社區健康便利站，利用衛星定位協尋服務系統AGPS（Assisted Global Positioning System，輔助全球衛星定位系統）搜尋，找到走失者的正確位置。

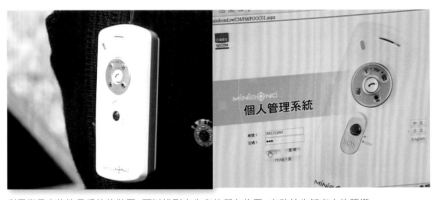

利用衛星定位協尋系統的裝置，可以找到走失者的所在位置，有助於失智老人的照護。

紅外線監測老人跌倒或受傷

由於跌倒會對老人造成嚴重傷害，特別是獨居老人、失智者常因跌倒而失去求救能力，因此遠距照護的重點，也放在防止獨居老人跌倒的遠距監測。

鄧處長指出，目前技術上已能做到利用紅外線來監測老人活動範圍，若是老人家突然沒有活動反應，設備會自動判別可能是跌倒或受傷，並即時通知救護系統支援；透過無線感測網路的裝置，也可記錄老人家午夜起床去浴室的頻率，以協助醫療人員蒐集患者就醫前的生理訊息；在失智老人方面，系統也可透過紅外線追蹤或無線感測網路技術，當獨居或失智老人超過一定時間沒有返回時，即啟動對外聯繫系統進行協尋。

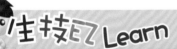

輔助全球衛星定位系統AGPS

AGPS（Assisted Global Positioning System，輔助全球衛星定位系統）是一種結合GPS衛星信號與手機基地台信號的定位系統。

一般GPS是使用太空中的人造衛星取得位置經緯度坐標，進行位置搜尋或定位，但定位區域常受環境限制，必須在開放環境和至少4顆GPS衛星信號才能運行。AGPS則是利用手機基站的信號，再結合遠程伺服器、傳統GPS衛星接受器，因此接收範圍更大，定位速度也更快。一般GPS定位所需時間約要耗費3～5分鐘，且必須在戶外才能找到目標；但AGPS只需平均半分鐘左右的時間即可找到目標，而且即使目標位於騎樓、室內，仍然可以搜尋得到。

對於移動中的走失失智者而言，需要的是更加快速的定位，同時需要更大範圍的搜尋，因為患者的位置若處於室內或騎樓，GPS可能就無法找到。相較之下，AGPS更適合做為患者的協尋。

即時生理監控系統

照護團隊隨時隨地在身旁

致力於醫學工程研究多年的馬偕醫學院楊順聰教授也與生醫業者合作，針對銀髮族和心血管疾病患者研發出一套「即時生理監控系統」。此套系統包括家庭照護閘道器（Vital Box）、藍芽傳輸器（Vital Bee）、遠距醫療照護系統（Vital System）、心電圖量測帶（Vital Belt）、家庭照護手機（Vital Mobile），可連結坊間現有的量測儀器以及藍芽、無線網路傳輸技術，快速將患者的數據傳送至院方的照護系統，若數據超過一定標準，系統會透過簡訊或醫護人員主動通知患者及家屬，並協助患者完成掛號。

楊順聰教授指出，生理監控的目的是要保持慢性疾病不要變得更嚴重，以心血管疾病患者為例，患者感覺不適時，只要手握心電圖量測帶，即可透過家庭照護手機和藍芽傳輸器將資料傳至照護平台，再由照護端判斷並回覆狀況，讓患者和家屬可以即時得知患者本身的狀況。如此一來，既可打破空間限制，隨時因應患者心律不整等突發狀況，還可讓患者隨時隨地獲得諮詢，減少因過度擔憂而跑急診的次數，同時也可提供後續診斷的醫師有更多的參考依據。

「對現代人而言，看診是件相當耗費時間和成本的事，特別是偏遠地區的慢性病患者若要到醫院看一次病，可能需要一大早就搭車前往，甚至前一天就要到醫院所在地住宿，等待看診時間和費用不說，光是舟車勞頓就相當累人；都會區居民雖然離醫院近，但若患者是老人家，子女通常也得請假

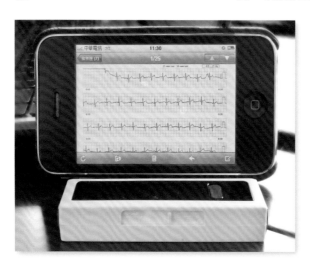

「即時生理監控系統」透過視訊與網路等科技設備，可讓心臟病等慢性病患者免於舟車勞頓看病之苦。

陪同前往，就診過程所需耗費的各種成本仍相當可觀。」楊順聰教授認為，除了急症應該立刻前往醫院，在慢性疾病的照護方面，可透過科技設備協助，讓患者不必到醫院，也能透過遠距照護體系、視訊與網路獲得醫療人員的建議，幫助慢性病患減少因鬆懈或不注意而產生的併發症，進而降低後續的醫療成本以及家屬照護負擔。

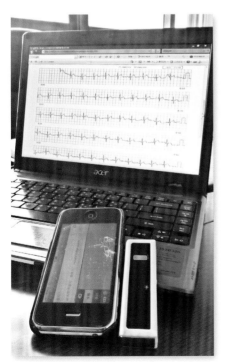

「即時生理監控系統」可讓民眾在家自行量測心電圖。

生技最前線
即時生理監控系統

　　即時生理監控系統是結合現有科技，不需透過電腦，即可將數據立即傳送至院方的照護系統中，並且同步儲存於Vital Box中的USB系統。一旦數值超過原先所設定的正常值，系統可以簡訊方式通知病患，並可透過醫護人員主動通知病患同時完成門診預約，有效達到照護目的。若有特殊情形需要到別處就醫，也可直接帶著USB系統前往就醫，該系統擁有資料加密技術，同時可提供相關量測數據給院方作為參考依據。

　　即時生理監控系統除了可提供銀髮族及慢性病患者更周全的生活照護，還可隨時偵測病患與老人的生理狀況，並降低疾病對其造成的傷害和負擔。

重症患者的遠距照護

除了銀髮族的照護外,遠距照護也逐漸被應用在呼吸加護病房的照護上。住進呼吸加護病房的病患都因無法自行呼吸而需要依賴呼吸器幫忙,屬於重症病患。過去,這些病患如果病情無法改善,就需永遠住在醫院裡,但根據健保局的統計,2002年台灣需要依賴呼吸器的個案有2萬2千多件;到了2004年,個案數增加到2萬9千多件,醫療費用更從一年184億元增加到268億元,整整成長了22%。因此醫界開始擔心,若以此成長速度持

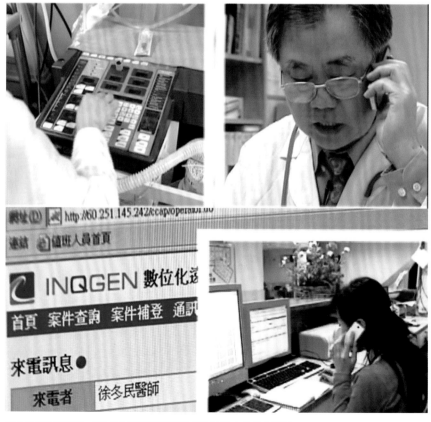

呼吸照護臨床系統,醫生可以即時追蹤與監控返家病人的健康狀況。

續下去，未來將會拖垮健保。

事實上，呼吸器費用享有健保給付，對家屬、患者而言，他們多半也不希望長期住在醫院；對醫院而言，如果這些患者能夠回到家裡，便能空下醫院的床位來，讓更多患者可以使用。既然患者、家屬和醫院都希望使用呼吸器的患者能夠回家，究竟是什麼阻擋了他們回家的路？答案是：家屬無法隨時注意病人的情況，往往會錯過送醫急救的時間。

家屬不必再提心吊膽

為了實現呼吸重症病患的返家夢，資策會跟醫藥界合作開發了一套呼吸照護臨床資訊系統，並先行在遠距醫療服務中心實施。

這套系統可針對呼吸照護病患進行24小時的遠端監控，一旦有狀況，電腦會及時示警，如此不但減輕了醫護人員的負擔，未來病人如果返家休養，家屬也不用再提心吊膽。因為電腦可以幫忙做最好的病情監控，進步的設備縮短了呼吸照護病人的回家之路。

資訊知易通

呼吸照護臨床資訊系統

呼吸照護臨床資訊系統是透過遠距醫療諮詢系統，結合醫療臨床作業流程與醫療資訊，由醫療人員主動進行病患異常問題監控，持續關照病患病況發展。

該系統監控項目包括呼吸、心血管、代謝等43項呼吸照護病房臨床常見問題，利用紅黃綠燈號，做為病情嚴重程度的警戒訊號，以使醫療人員隨時掌握病情。

此一系統雖然尚未進入居家服務的階段，但隨著未來遠距醫療服務更加進步，預期可突破地域與時間的限制，讓患者可以居家接受照護服務。

還給病患時間和自由

醫療人員24小時在你家

值得一提的是，各項疾病患者年齡層逐年降低，即便是年輕人也需要遠距照護。對於喜歡自由的年輕人而言，經常上醫院報到無疑是一件苦差事，因此透過年輕人熟悉的視訊或網路傳輸進行照護，對不少年輕患者而言是一項福音。

以糖尿病患者為例，許多患者在青少年時期發病後，病魔從此像夢魘般如影隨形。一位國三就發病的糖尿病患者說，看著其他人可以無拘無束地享受美食，自己卻要不斷地打針、吃藥，甚至連吃一盤菜的份量、時間都要仔細計算和記錄，他經常忿忿不平地問老天爺：「為什麼是我？為什麼不是別人？為什麼我這麼倒楣？」

但不配合治療的結果，讓他數度被救護車載進急診室，看著家人擔憂的眼神，他開始發現自己對父母造成的負擔，也終於願意記錄飲食跟定時打針。然而，就算有意願，要照三餐記錄所吃的每樣食物，能夠持久的人還是微乎其微，更何況是不習慣被拘束的年輕人。

在彰化基督教醫院糖尿病中心裡有不少類似的年輕患者，

醫護人員的工作就是在幫助他們有效的管理飲食跟定時打針，以維持正常的生活。過去醫院設計表格讓病患填寫，每天他們都需在家以手寫方式記錄血糖值和飲食情況，然後再將表格傳真進醫院。這些繁複的資料不僅造成醫療人員整理上龐大的負擔，同時病患也無法維持記錄太久，但又因怕被醫生責備，不少病患開始造假，導致醫生無法有效給予藥物治療。

後來彰化基督教醫院與資策會合作，開發了「糖尿病科技化服務系

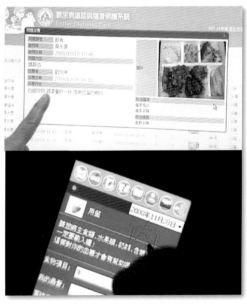

糖尿病遠距照護系統，讓醫護人員與病患可以獲得立即性的詢問與答案。

統」，讓病人可以透過手機，像寫日記一樣記錄每天的飲食，還可以即時傳送圖片詢問衛教師飲食問題，並得到馬上回覆。過去醫護人員苦口婆心的勸導，病人卻常常不領情；但現在，記錄飲食不再是一件苦差事，透過系統與病人互動，雙方有了併肩作戰的感受，同時使用科技照顧自己的方式，也讓年輕的病患配合意願大大提升。

科技的發展，是為了帶給人類更美好的生活，未來，生病的民眾在家也能獲得良好的醫療照護。或許有一天，在家做生理測量將會像量體重一樣簡單，透過科技和訊息的傳輸，「醫療人員24小時到你家」的夢想也將不再遙遠。

生技最前線

遠距醫療的未來

促進醫療無疆界的兩大主軸為遠距照護（Telecare）和遠距醫療（Tele medicine）。目前醫療界應用的緊急求救、AGPS、生理監測系統等設備多半屬於遠距照護範圍；遠距醫療的應用則因為牽涉到醫療法規、健保體制和隱私權等多方面問題，所以在施行上有較多考量。

衛生署照護處鄧素文處長表示，根據醫師法第11條規定，通訊醫療只適用於山地、離島、偏僻地區或有特殊、急迫性情形，因此政府先在偏遠和醫療不足的地區試辦遠距看診，定時由在醫院裡的專科醫師搭配巡迴醫療車的醫師，在試辦地區進行遠距醫療服務。換言之，醫療巡迴車醫師到偏鄉看診時，將因科技資訊的發展而能夠聯合一整個醫療團隊的協助，以期提升偏遠地區的醫療資源。

馬偕醫學院楊順聰教授則指出，除了法規之外，目前遠距醫療還牽涉到健保給不給付，或如何給付的問題。因為健保不給付，消費者缺乏使用動機，醫師也缺乏意願，業界開發動機也相形受到影響，因此目前的科技雖然已可做到讓醫院和家庭零距離，但醫病雙方仍都習慣到醫院掛號看診，遠距醫療的實現仍然有一段距離要走。

國際醫療
在旅行中找回健康

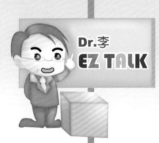

Dr.李
EZ TALK

在2000年《英國經濟學人期刊》公布的「世界健康排行榜」中，台灣名列全世界第二，醫療品質備受肯定；台灣尤其在人工生殖、顱顏整容等方面的醫療服務享譽國際，價格比歐美國家低廉許多，高品質、低價格的醫療環境讓許多外籍人士不遠千里來台就醫。

為因應這股趨勢，部分醫院陸續成立了「國際醫療中心」，許多民間業者也紛紛在國際醫療市場投入大筆資金，甚至興建結合醫院、休閒與飯店的醫療渡假村，預備跟其他的國家一較高下。根據觀光局的統計，觀光醫療一年可為台灣帶來70億的產值、3萬個工作機會，證明台灣整體醫療品質，已經有了世界級的水準。

台灣觀光醫療服務品質高

美容手術是觀光醫療首選

　　旅行是許多人紓解壓力的方式，如果可以在旅行過程中重新拾回健康，豈不是更完美？而「觀光醫療」正是要實現這樣的夢想。特別是，台灣的風景美麗、地方小吃豐富多樣，原本就令觀光客讚不絕口，如今再加上優良的醫療品質與廉價收費，台灣的觀光醫療服務就更加讓人心動了。

　　一位在加拿大長大的台灣小姐，幾年前嫁到香港，但每年一定會回台灣好幾次，除了探望家人、享受台灣美食，更重要的是「看醫生」。對她而言，在台灣就診，語言溝通比較順暢，也比較有安全感。上一趟，她回台灣兩個禮拜，就密集地安排了兩個療程，先是到眼科診所進行雷射近視矯正手術，接著又利用近視手術復原的空檔時間，到美容診所進行微整形手術，充分結合觀光與醫療。行程結束，不僅重新擁有良好的視力，容貌也因而變得更加青春有型。

　　在台灣，像這樣的觀光醫療客人，每年有數千人。對他們而言，台灣不但是觀光聖地，更是旅行醫療的好地

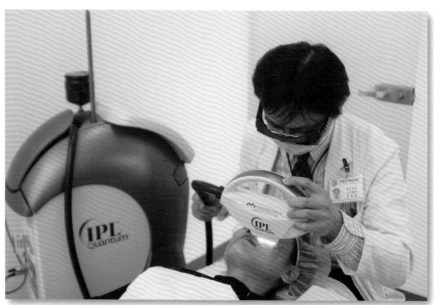

優質的美容服務是台灣醫界吸引國際觀光客來台的一大原因。（中國醫大提供）

方。尤其是美容手術，可以在短短幾天的旅行裡，變得更加青春美麗，因此成了觀光醫療客人的首選。整型醫師黃文英表示，來台灣進行觀光醫療的，大多是僑居歐美的華人，他們之所以不選擇在居住地進行微整形，是因為他們認為

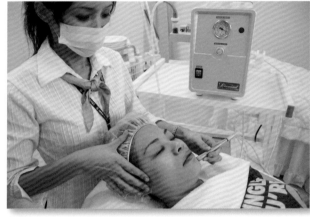

台灣有一流水準的美容醫療服務。（中國醫大提供）

東方人的審美觀比較接近，手術的結果會更自然。她進一步指出：「這些客人通常會選擇進行快速的美容醫療，而且療程不能有恢復期。因此通常他們在國外就事先預約好療程，一下飛機就直接到診所報到；回國之後，繼續以電子郵件跟醫師保持聯絡，追蹤後續的情況。如此不但節省時間，又可以達到醫療的目的，可說是一舉數得。」

華裔整型病人轉到台灣

美容醫療事業已經為台灣帶來龐大的商機，相較於以美容手術聞名的韓國，雖然該國曾因韓劇而帶動美

容觀光熱潮，而且價格便宜，但對於華裔病患來說，語言隔閡是無法突破的障礙，再加上韓國醫師強勢主導的作風，往往讓華裔病人卻步，進而轉到台灣。

黃文英醫師也舉例：「大部分到韓國做手術的華裔病人沒辦法很清楚的瞭解醫師到底要幫他做什麼，或用什麼方法進行手術，所以即使韓國的整型醫療非常厲害，但無法確實與華裔病人溝通成為最大的阻礙；而且韓國醫師做出來幾乎都是同一規格；而台灣整型醫師通常會建議患者保有個人獨特之美，而不是整成同一個模子，這點，也讓許多華裔病人選擇改到台灣動整型手術。」

台灣的觀光醫療優勢

語言與價格極具競爭力

　　行政院醫療服務國際專案執行長吳明彥認為,台灣在發展國際觀光醫療上有兩大優勢,一是價格、二是語言。他進一步說明,外國旅客來到台灣進行國際醫療的價格僅比我國全民健保稍微高一點,但相對於歐美國家,台灣的觀光醫療價格仍只是這些國家的1/2或1/3而已;在語言方面,目前觀光醫療瞄準的主要客群是全球華人(針對行政院醫療服務國際專案團隊所做的問卷調查顯示60%的海外華人在居住地沒有健保),且台灣因為使用共通語言,因此對華人客群擁有很大誘因。

　　義守大學醫學院院長、義大醫院研究副院長林肇堂和義大醫院董事長特別助理沈德村也都表示,國際醫療讓目前陷入經營窘境的醫院有出路,這是一條可行且可久的路。目前全世界有相當多的國家都在搶食這塊市場,包括新加坡、印度、泰國、中國等,比起這些國家,台灣的醫療能量

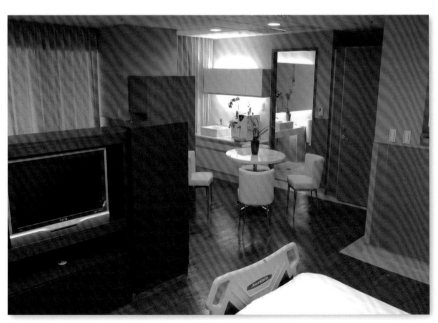

飯店式的環境與設施,讓觀光醫療成為一種享受。(中國醫大提供)

更為優越、品質佳,收費卻比這些國家要便宜很多,這是台灣在國際醫療上佔有的最大優勢;而且台灣比起印度、泰國等非華語體系的國家又增加了語言優勢,也因此,全球華人市場將成為台灣踏入國際醫療領域中的主力市場。

合理的醫療價格,高水準的醫療團隊,讓台灣可望繼新加坡跟泰國之後,成為亞洲、甚至全球國際醫療服務的首選之地。吳明彥執行長指出:「一個病人進來,大概平均會帶1.5個人到台灣,同時帶動飯店業、餐飲業、商業的成長。」他強調,台灣發展國際觀光醫療的前提是不影響國人就醫的

品質,且國際醫療的產值相當龐大,未來一旦推動成功,可以增加國家許多稅收,或許醫院就不需要全靠健保的收入經營下去。

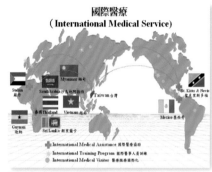

國際觀光醫療讓台灣的醫療發展變得無國界。(中國醫大提供)

資訊知易通

Patients Beyond Borders台灣版

行政院醫療服務國際專案執行長吳明彥指出,2007年美國境內最有名的國際旅遊聖經《Patients Beyond Borders》特別以整整7頁的篇幅報導台灣的觀光醫療,其中有7家醫院進入所謂世界版介紹,因此行政院醫療服務國際專案團隊特別邀請撰文的記者來台灣參觀台灣

的醫療。

該位記者參觀後表示:「不知道台灣的醫療這麼現代化!」因此,該家出版社決定出版單一國家版的《Patients Beyond Borders台灣版》,並在全世界同步發行,台灣也因此成為繼新加坡之後,第二個發行單一國家版的國家。

台灣人工生殖醫療非凡成就

北醫生殖中心的嬰兒牆

人工生殖是台灣另一項極具成就的醫療手術，因為侵入性不高、復原期又短，被視為最適合國際人士來台灣進行的醫療項目。尤其不孕是許多夫妻難以啟齒卻又必須面對的問題，為了保有隱私，許多夫妻選擇到海外進行人工生殖手術，台灣正是他們在亞洲的第一選擇。

台北醫學大學附設醫院的生殖中心裡，有一面貼滿嬰兒照片的牆，其中有來自德國、美國、印度、捷克的Baby，還有許多來自世界其他各地的父母所產寶寶的照片。這些可愛的寶寶有一個共同點，就是「Made in Taiwan」，他們全是父母遠渡重洋來到台灣接受人工生殖療程而生下的試管寶寶。

由於人工生殖療程時間短，病人可維持一般的生活作息，為了讓他們可以放鬆心情懷孕，醫師通常會建議病人來台灣二度蜜月好好放個假，如此也更能孕育出最健康、強壯的精子跟卵子。台北醫學大學附設醫院院長曾啟瑞表示，基本上不孕症的病人都很健康，只是無法生育而已，和其他例如需要心臟或肝臟移植的病人不同，所以以來到台灣製作試管寶寶時，可兼顧旅遊跟醫療。

台北醫學大學附設醫院婦產科不孕症科主任王家瑋提到，台灣人工生殖醫學在亞洲屬於領先地位，2001年台北醫學院出現全世界第一個用自體粒腺體移植治療不孕症的案例，這項成就讓很多年紀較大或不孕的女性燃起更多希望。

試管嬰兒的人工受孕方式，是先

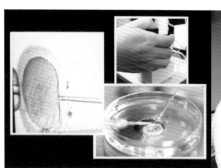

人工受孕療程時間短，病人通常可以透過來台期間順便旅遊。

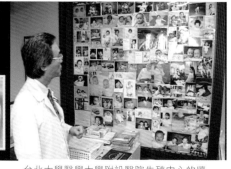

台北大學醫學大學附設醫院生殖中心的牆上，貼滿跨越國際「Made in Taiwan」試管寶寶的照片。

將母親的卵子和父親的精子取出來，再利用實驗受精及培養，時間約需3～5天，此時患者可先行前往旅遊，再回到醫院接受胚胎植入的手術。胚胎植入後，可以自由活動，因此這些接受治療的父母大概只要在台灣待2個星期，頂多待3個禮拜，其他時間都可藉由網路或其他通訊聯繫進行監控即可。

由於是跨海就醫，醫生通常也會先把各種可能發生的症狀事先設想好，並準備各種可能用到的藥品，讓病人在遇到不同症狀時，都有解決的方法。

目前北醫已培育了上百個健康的試管寶寶，其中有1/3是外籍人士，這些試管寶寶的父母，每年都會從各自不同的國家寄來問候的卡片或者是寶寶成長照片，他們雖然都只是台灣醫療成功的小案例，卻匯集出台灣醫療揚名國際的傲人成就。

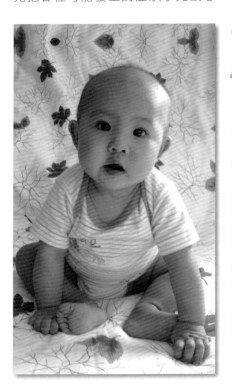

資訊知易通

台灣5大TOP醫療手術

我國「醫療服務國際化推動計劃」鎖定台灣最強的5大項醫療手術。這5大項醫療手術包括：

1) 活體肝臟移植手術。
2) 顱顏重建手術。
3) 心血管侵入性治療及外科手術。
4) 人工生殖技術。
5) 關節置換手術。

特殊病例治療揚名國際

象腿媽媽揮別20年的噩夢

　　台灣進步的醫療技術，也幫助許多國外罹患特殊疾病的患者重拾歡笑。

　　來自緬甸的翁明娟20年前生完小孩後，兩腿開始不明原因地腫脹，一開始，醫生認為是肥胖，但隨著小腿嚴重腫脹到不能穿鞋走路，她開始懷疑這絕非只是單純的變胖。她說：「我從20年前，就沒有辦法穿鞋子，但是檢查心臟、腎臟等卻又都正常，緬甸醫院的醫師查不出原因，只是一直叫我減肥。」

　　翁明娟原以為自己將這樣度過一生，但先生李維斌不死心，他把希望寄託在國際醫療上，於是夫妻倆特地飛到泰國進行為期一個月的各種檢查，然而泰國醫生的答案還是令她失望。突然間，夫妻倆在緬甸報紙看到台灣成功醫治一名大陸象腿女孩的報導，這位名為王程的女孩曾在北京大學附設醫院求醫被拒，後來到萬芳醫院接受淋巴治療，竟成功擺脫象腿的困擾。

　　讀著報紙，翁明娟期待同樣的奇蹟也能夠發生在自己身上，於是和先生再度飄洋過海來到先前不曾考慮過的台灣。經過萬芳醫院淋巴治療中心主任許文憲的手術治療之後，翁明娟徹底擺脫糾纏20年的困擾，頻頻說著：「太感謝台灣的醫生了，我感覺自己就像在作夢一樣。」

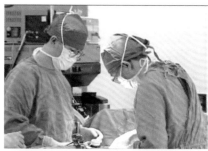

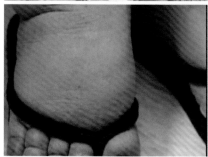

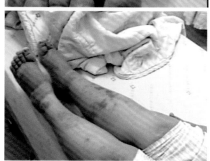

台灣醫療技術的進步，吸引許多罕見疾病患者跨海來台求醫。

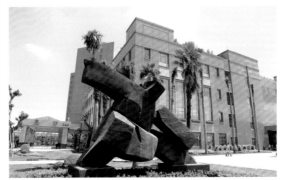

義大醫院積極拓展國際醫療。（義大醫院提供）

秘魯婦人摘除47公斤淋巴結節

　　除了萬芳醫院，義大醫院也配合衛生署及國貿局的各項參展計畫，在

近2、3年來因為接待特殊醫療病患而創造極佳的醫療口碑。最廣為人知的是2007年來自秘魯下肢淋巴水腫的婦人個案，該婦人光是手術摘除下來的淋巴結節就重達47公斤，在義大手術並進行整型後，已康復出院回國。此個案之後，義大陸續接獲來自香港、越南的相似個案，並在術後於網路上發表前來台灣就醫的經驗，為義大醫院打響名號。

生醫小辭典

下肢淋巴水腫

　　象腿，過去被認為是原因不明的水腫，甚至被認為是不治之症，但隨著醫學的進步，謎題逐漸被打開。

　　萬芳醫院淋巴治療中心主任許文憲指出，象腿通常是因為靜脈高血壓引起，過去人們都誤以為下肢淋巴水腫就是淋巴阻塞，但事實上背後最主要原因是靜脈發生病變，也就是骨盆腔內靜脈打結，靜脈一條勾一條，導致血液不順暢，且靜脈內的液體一直滲出來，造成下肢浮腫肥大，對病患來說不只要承受生理上的不便，心理上更要承受許多異樣的眼光。

結合醫療與觀光效果加乘

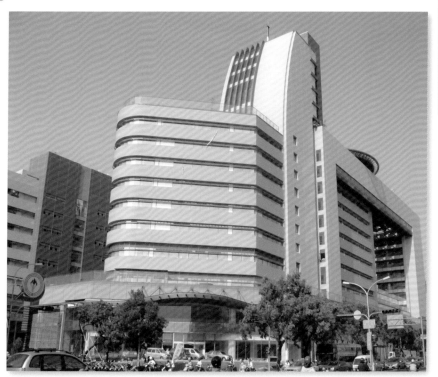

中國醫藥大學附設醫院正積極拓展國際醫療。（中國醫大提供）

中醫大附設醫院加強異業結盟

　　中國醫藥大學附設醫院也有計畫地發展國際醫療，該院董事長蔡長海表示，院方希望從健檢切入，往重症醫療發展，並結合系統性的整合醫療，朝國際醫療前進。在硬體方面，中國醫藥大學附設醫院設有「國際健康檢查中心」，專門提供健康檢查服務，

在空間規劃上與一般病患完全分開，且設置有核子共振、正子攝影、全世界輻射劑量最低的64切電腦斷層掃瞄儀（輻射劑量為一般64切電腦斷層掃瞄儀的1/8）、無痛式胃鏡及腸鏡、窄頻螢光檢視系統內視鏡等高品質設備，近期還將再引進640切電腦斷層系統，以使診療更為精確。

　　在軟體方面，中國醫藥大學附設

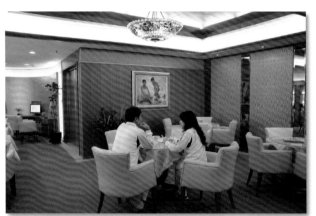

義大醫院可謂是國內發展國際醫療的領頭羊。(義大醫院提供)

合中醫的養生,給予國際客人不一樣的醫療感受。先前諾貝爾醫學獎得主慕拉德前來接受藥浴、穴道按摩的健康養生服務,事後他表示對維持健康有很大的幫助,預計日後還會再次造訪接受院方的醫療服務。

醫院著重於加強員工語言、文化、禮儀及溝通能力,提供專職的國際醫療服務人員,同時與國內外醫學中心同業結盟、與地區醫院垂直整合,並加入國際SOS救援轉介醫院;另外也和飯店業、旅遊業、健康食品業、生物科技業、航空業以及文化教育業等異業結盟整合,希望透過訪問團或展覽的方式加強宣傳國際醫療服務。

蔡長海董事長說:「目前中國醫藥大學附設醫院的外籍客戶群約有2、3千人,台商回來檢查者也日益增加,甚至有包機回來做重症治療者。另外,因與美國一些醫療轉介單位合作,所以逐漸有美籍人士前來做健康檢查及醫療照護;也有越南、阿拉伯人來做重症醫療,以及越南、蘇丹的兒童前來接受骨髓移植。」

諾貝爾得主也讚許的服務

蔡長海董事長提到,除了健康檢查外,院方也針對整型美容、肝臟、腎臟移植、心臟內外科手術、不孕症的治療、顱顏手術、癌症的治療、個人的醫療、奈米醫學以及再生醫學等項目提供國際醫療服務。另外,也結

義大城營造高品質醫療之旅

在高雄的義大集團亦為發展國際醫療的前鋒。八年前,義聯集團董事長林義守在歷經換肝移植的生死關頭後,即著手展開「義大城」的建設。在義大城規劃的藍圖中,國際醫療為主軸,佔地超過5百公頃,結合

義大醫院的國際級醫療水準，並搭配各項最新型遊樂設施、購物商場以及兩間共有1,000間套房的度假飯店，讓前來義大醫院進行醫療的外國客，能夠在享有具國際水準的醫療團隊及設施診治後，也能盡情地在義大城裡遊玩購物及住宿，完成輕鬆休閒的高品質醫療之旅。

義大醫院通過國際評鑑

　　義大醫院的內視鏡減重中心是院裡最熱門，也是最多國際病患的部門，甚至有遠從澳洲來進行減重手術的病患。由於減重手術是以腹腔鏡的方式進行，手術後只有五個針孔大小的傷口，不需要拆線，麻醉恢復後馬上就可以下床行走，24小時後就可以出院，種種誘因，吸引不少人來到義大醫院享「瘦」一番。

　　義大醫院董事長特別助理沈德村表示，義大醫院為了成為被國際認可的醫院，2008年11月通過JCI（Joint Commission International）國際評鑑，該評鑑是由國際資深的醫療、護理及管理專家擔任評鑑委員，以客觀的角度對該院醫療品質及服務效能，進行全面性的評估；該院積極發展的減重中心，也在今年接受International Centers of Excellence

for Bariatric Surgery認證，透過國際的認證及評鑑，讓外國人了解義大醫院的醫療品質，並方便病人申請保險給付，進而提升就醫意願。

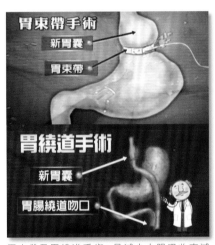

胃束帶及胃繞道手術，是減少大腸吸收來減重。

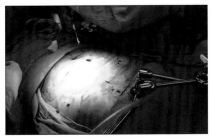

內視鏡減重手術的術後只有五個小傷口，不需拆線，麻醉恢復後就可下床行走。

觀光醫療產值攀升

政府積極拓展觀光醫療

在政府與民間的共同努力下,近三年來,台灣的觀光醫療產值已達70億。觀光局主秘劉喜臨表示,政府印製了許多國際的文宣品,希望將台灣的醫療成果推上國際舞台,同時參與全球的十大旅展,在旅展宣傳當中將觀光醫療當成一項產品來促銷。除了國際行銷,旅行社與醫療院所兩個原本沒有交集的領域,現在開始攜手合作組成跨業平台,希望創造最大的觀光醫療產值。

劉喜臨主秘說:「在例如美西的華裔市場,政府不斷透過旅行社推廣台灣健檢旅遊,為國際客人設計包含全天健康檢查、低侵入性醫療行為的多元旅遊行程,未來客人可帶著健檢結果返國與自己的家庭醫師討論,也可透過視訊方式和台灣醫師進一步溝通。」

台灣的醫療成果受到國際媒體肯定,加上台灣的明媚風光,兩大優勢結合成的觀光醫療,已成為新興產業,勢必為台灣帶來新一波的熱潮。未來不管是國際醫療還是觀光醫療,都將成為醫療界的明日之星,台灣也將成為亞洲重要的國際觀光醫療中心之一。

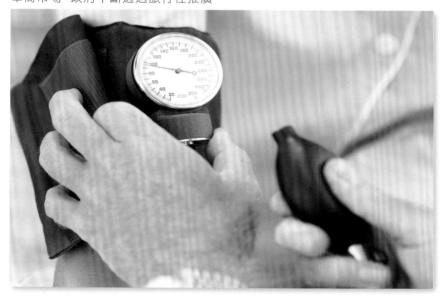

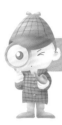

專家建議

國際醫療的未來

　　近幾年來，印度、泰國、新加坡等鄰近國家看準國際醫療的市場，紛紛投入大筆經費建造醫療城，將醫療商品於各國商展中展出，以吸引外國病患前來就醫兼旅遊。台灣優異的醫術和低廉的價格，在國際醫療這塊市場中佔有相當大的優勢，為此，衛生署3年前成立國家醫療管理中心，結合經濟部國貿局，並陸續與30家醫院合作，希望將台灣平民化的收費且具國際級水準的醫療，以及明媚的台灣風光介紹到全世界。

　　中國醫藥大學暨附設醫院蔡長海董事長指出，台灣雖具有優勢，但國際語言能力較弱（只能發展華裔客人），且缺乏整體發展及行銷策略；同時國內相關醫療法規較為嚴格，且缺乏配套措施；另外旅遊品質亦有待提

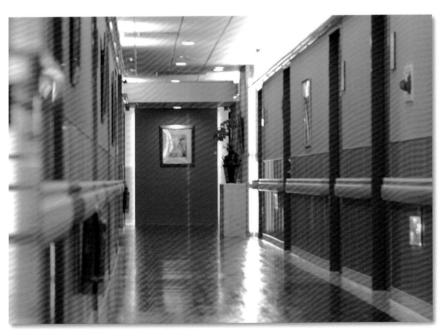

中國醫大的國際病房。（中國醫大提供）

昇。反觀國外業者多半結合資訊業、飯店業、觀光業、金融業、保險業、生物科技業及健康食品業，所提供的服務較完整。加上台灣在國際醫療方面才剛起步，異業整合的部份目前較缺乏，因此發展仍以民間力量為主。

蔡長海董事長也表示，國際醫療的推動需要國家政策的支持，特別是政府提倡的六大新興產業中的健康照護，其中一環就是國際醫療，可以仿效新加坡成立常態型的機構，來協助國際宣傳、行銷及舉辦國際醫療會議、展覽。對民間也應有獎勵措施，鼓勵民間投資；同時，亦須協助辦理簽證相關事宜、引介國際保險業等。如泰國外交部就派有專人在醫院辦理簽證作業。此外，推行健康管理師制度亦有助於國際醫療的推動，其能對個人的健康、飲食、運動，以及過去的疾病有完善的管理，並在醫師指導下，做亞級性的諮詢服務和追蹤。

此外，他也提到國內醫療法規定甚為嚴格，但國際醫療是需要行銷的，法規對於療效揭露部份若無法鬆

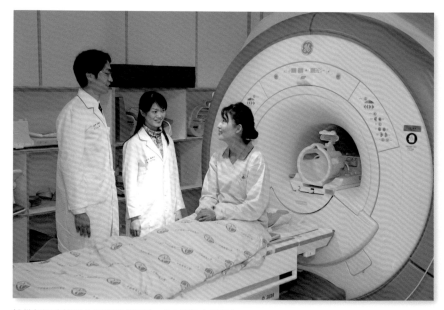

設備新穎的核磁共振攝影（MRI）。（中國醫大提供）

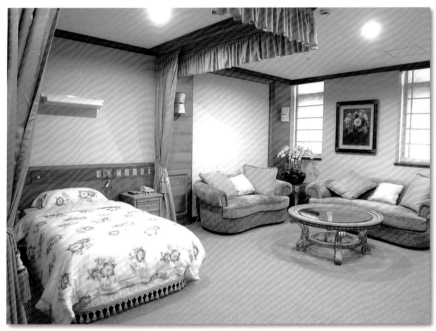

義大醫院的國際病房設備新穎舒適。（義大醫院提供）

綁，將導致難以宣傳。例如：台灣的強項－幹細胞療法、白血病骨髓移植做得很成功，但相關數據，卻因法令限制無法做為宣傳之用。

　　義大醫學院副院長林肇堂則指出，台灣的醫療水準絕對凌駕於亞洲各國之上，包括全身健檢、器官移植、人工臟器更換等等，若配套措施能夠做好，台灣的醫療技術絕對是可以向全世界的人大聲說「只要敢來，絕對便宜又大碗」。但台灣發展國際醫療還所欠缺的是國際溝通管道。在政府介入協助國際醫療的拓展後，台灣除了參加各式商展外，也應該與國外知名的大型保險公司合作簽約，讓國外保險公司能夠認可其客戶到台灣就醫的行為，甚至建議其客戶來台就醫；同時，台灣也應該鎖定各國的僑團、華人團體進行聯繫宣傳，不僅是衛生署、國貿局要做，外交部、僑委會等單位同樣也要投入，如此才能夠讓台灣的國際醫療永續發展。

PART5
生醫新成果

臨床試驗是對抗新疾病的重要研究方法，
通過嚴謹的藥物臨床試驗流程，
人類開發新藥過程將更為安全，
臨床診斷與治療也得以進步。
台灣臨床試驗的能力與品質具備國際水準，
不少國際大廠看中台灣醫療水準，
爭相來台設立研發中心，
把台灣列為亞太地區新藥研發重鎮，
帶動台灣生技產業更為蓬勃。

生技產業最前線
台灣臨床試驗成果亮眼

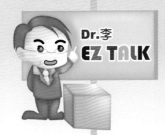

在東西方文獻中，自古就存在人體藥物實驗的文獻紀錄。如中國古代炎帝神農氏嘗百草治療疾病；明代傑出科學家亦稱「醫聖」的醫學家李時珍，服用較大量的洋金花（即曼陀羅花），用自己的身體試驗。洋金花對人體的麻醉作用；西元1600年，英國海軍將軍詹姆斯蘭卡斯特（James Lancaster）為了驗證檸檬汁是否可以治療壞血病，安排軍人進行人體試驗。這些例子，就是現代臨床試驗觀念的起源。

醫療的新發現很多時候需要透過大量的試驗而來，人體的臨床試驗則讓這些發現更具說服力。臨床試驗是人類面臨層出不窮新疾病的重要方法，通過嚴謹的藥物臨床試驗流程，人類得以開發安全的新藥，臨床診斷與治療也得以進步，亦能帶動整個生技醫藥產業的發展。

臨床試驗有助醫療研究

人體試驗非白老鼠

　　新藥的研究開發與上市，一般分為新藥探索、臨床前試驗、臨床試驗、查驗登記及上市後監測五個階段，其中，臨床試驗是最關鍵的一個階段。臨床試驗指的是人體試驗，為保護受試者，進入臨床試驗前，必須先經過實驗室研究和動物試驗，完成初步的有效性和安全性了解，再將這些實驗數據送到衛生署以及人體試驗委員會進行審查，並申請試驗中新藥臨床試驗（Investigational New Drug, IND），待取得許可後，才能開始進行人體臨床試驗。

　　臨床試驗會依一定的順序分階段來進行，各階段亦稱之為「期」（Phase）。分期的目的，是讓研究的學者可以從不同期的臨床試驗結果，來解答新藥發展中不同階段的問題，如此可以獲得更可靠的結果，也更可以保障病人的權益。換言之，臨床試驗的目的在驗證藥物的安全性以保護使用者，並驗證研究藥物的有效性以治療病人。因此，是醫學研究發展過程中，最確實也是最重要的一個步驟。

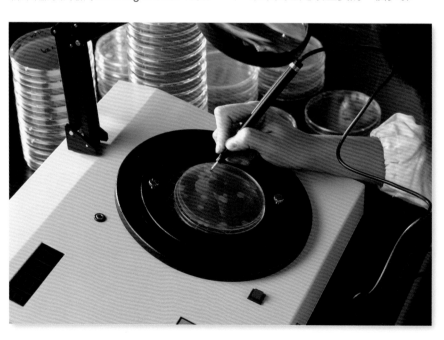

新技術、新藥物、新儀器

財團法人醫藥品查驗中心（Center for drug evaluation，CDE）執行長陳恆德表示，根據醫療法第8條規定，human trial（人體試驗）是指醫療機構依醫學理論於人體施行新醫療技術（New technique）、新藥品（New drug）、新醫療器材（New instrument），以及學名藥生體可用率、生體相等性之試驗研究。換言之，凡是新技術、新藥物、新儀器需要使用在人體上時，就必須先做臨床試驗。陳恆德說，台灣不論人口規模、教育程度，和醫生的素質水準，都具備發展新藥臨床試驗平台的優勢，當這個優勢建立後，台灣的生技醫療產業將有無限的可能。

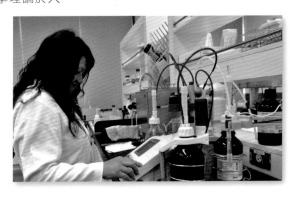

生醫小辭典
生體可用率、生體相等性

生體可用率（Bioavailability，簡稱BA）：指藥品有效成分由進入全身血液循環或到達作用部位之速率（rate）與程度（extent）之指標。

生體相等性（Bioequivalence，簡稱BE）：指二個藥劑相等品或藥劑替代品，於適當研究設計下，以相同條件、相同莫耳劑量（molar dose）給予人體時，具有相同之生體可用率。

政府投入臨床試驗基礎建設

建置4個卓越臨床試驗中心

　　優質的臨床試驗環境，不僅可以吸引國外生物科技公司前來投資，也有助國內醫療的研發與進步，同時可以保證受試者的健康得到安全與有效的監督，讓國人享受到先進、新的醫療技術及藥物，有助提昇國人健康。因此，為了保障全民健康，並加強監督管理機制，同時也體認到新藥、新醫療器材及新醫療技術等的開發應用主要關鍵在於臨床試驗的品質，政府在1999年開始，便由衛生署辦理「新藥臨床試驗病房及相關實驗室（GCRC）」計畫，正式投入臨床試驗的基礎建設，充實台灣發展生醫產業的利基。

　　但由於GCRC計畫在經費有限卻分散補助多家醫院的情況下，無法畢其功於一役；因此，2005年改以「建立卓越臨床試驗與研究體系」5年計畫接續這項政策，集中資源補助4家醫院成立1個國家級卓越臨床試驗與研究中心，及3個專科卓越臨床試驗中心。

　　接受補助的4個卓越臨床試驗中

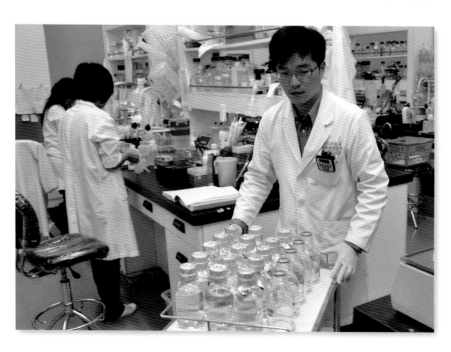

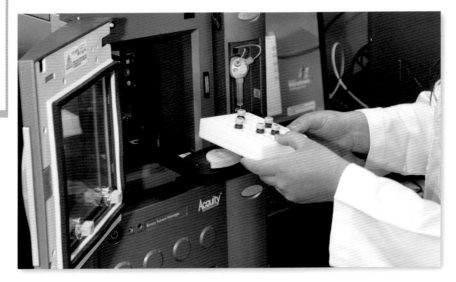

心分別為「台大醫院國家級卓越臨床試驗與研究中心」、「成大醫院卓越腫瘤專科臨床試驗與研究中心」、「萬芳醫院卓越神經醫學專科臨床試驗與研究中心」，以及「三軍總醫院卓越癌症專科臨床試驗與研究中心」。

台大醫院臨床試驗中心

「台大醫院國家級卓越臨床試驗與研究中心」成功吸引國際生技醫藥大廠葛蘭素史克（GSK），諾華、輝瑞藥廠來台設立「Clinical R & D Center」（國際臨床研發中心）；與百靈佳殷格翰公司合作成立「R & D Center」（研發中心）；與默克藥廠成立「NTUH Phase-1 Center Program」（第一期臨床試驗中心），合作研發治療亞太區域癌症的新藥。此外，配合國內產業發展，台大也分別與生物技術開發中心（DCB）、國家衛生研究院等財團法人合作進行各項臨床試驗計畫。

在國際合作上，台大持續與澳洲雪梨大學國家級臨床試驗研究中心合作子宮頸癌臨床試驗，與美國加州大學聖地牙哥分校臨床試驗研究中心合作轉譯醫學研究，並參與多國多中心研究，提升台灣臨床試驗的聲望與領導地位，同時與澳洲普基公司及台灣基亞公司合作完成抗癌新藥PI88的第二期肝癌臨床試驗。

成大醫院臨床試驗中心

「成大醫院卓越腫瘤專科臨床試驗與研究中心」是台灣南部臨床試驗與研究之重要據點，分為臨床試驗中心、生醫轉譯研究中心與實證醫學中心，以國人腫瘤研究為主，朝向建立新生物標的測試平台、建立癌症病患組織庫、收集各種癌症完整的細胞株庫等方面努力，有效地將基礎研究的成果應用到國人重要癌症的治療開發上。

成大與西班牙生理研究院傳染病暨癌症登記中心塞維爾布希（Xavier Bosch）教授合作，參與世界衛生組織（WHO）探討人類乳突病毒不同型別在婦女生殖道癌症的分佈情形，分析台灣地區人類乳突病毒和婦女生殖道癌症相關性的基本資料研究案，提升台灣在WHO能見度。另出版「婦女健康新展望－子宮頸癌預防政策白皮書」，提供符合醫療成本效益及減少子宮頸癌罹病率及醫療成本等資料，供政府制定之參考。

萬芳醫院臨床試驗中心

在中風及腦外傷領域居領導地位的「萬芳醫院卓越神經醫學專科臨床試驗與研究中心」，以既有的「腦中風防治中心」與全國性之中風中心登錄網絡為臨床試驗團隊，再加上「腦外傷多中心跨院所研究團隊」，與國內外優良之臨床試驗受託公司（CRO）共同合作，結合豐富的臨床試驗專業經驗及該中心標準作業程序，希望能做到符合國際醫藥法規協合會（ICH）要求之品質及最佳之成本效益規劃，進而推動成為亞洲腦科神經醫學專科之臨床試驗研究基地。

生醫小辭典

國際醫藥法規協合會

國際醫藥法規協合會（International Conference on Harmonization，ICH）是由歐盟、日本及美國的法規單位及製藥產業協會所組成，共同探討人用藥品研發及註冊在法規科學方面的問題。

由於各國家臨床試驗法規並不一致，ICH成立的目的，就是為了各國在藥物註冊的條件及其闡釋上取得一致協議，以減少研究及發展新藥過程中重複進行測試的需要。

萬芳建置卓越臨床中心後，完成編撰「頭部外傷醫療共識」，建立台灣版嚴重頭部外傷及輕度頭部外傷治療共識，區隔本土與國際之治療差異，提供國內醫療照護人員、病患及一般民眾充分瞭解頭部外傷的治療目標。並建立「中風登錄系統」及「頭部外傷登錄系統」，以了解國人腦中風的病情資料與治療經驗、中風病人的危險因子資料庫。及腦外傷病患的受傷機轉、嚴重度與預後等。

三總臨床試驗中心

「三軍總醫院卓越癌症專科臨床試驗與研究中心」以架構亞洲區域人體試驗中心，帶動國內各醫學研究及服務機構為宗旨，並以世界一流的臨床試驗與研究成果，吸引國際生技醫藥大廠來台設立研發中心，及協助國內生技醫藥產業發展為目標，致力於生醫轉譯研究，進行癌症專科領域新藥相關臨床前試驗及藥物基因體學與非治療性的臨床研究，逐步成立台灣地區癌症專科領域之轉譯研究中心。

目前，三總已執行乳癌、肝癌、肺癌、轉移性胃癌、大腸直腸癌等癌症新藥之臨床試驗案，並執行由國醫中心自行研發之YP8000獲得專利，與永信藥廠合作進行臨床試驗，並與PAREXEL APEX International（百瑞精鼎國際公司）簽約合作，引進第一、二、三期臨床試驗案件至該中心合作試驗。

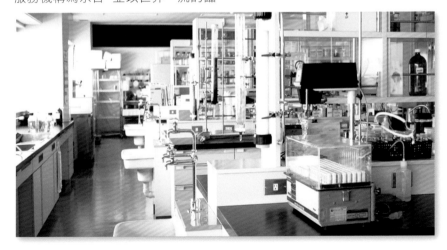

台灣臨床試驗能量亞洲第一

臨床試驗登錄數量僅次澳洲

　　台大、成大、三總及萬芳醫院四個「卓越臨床試驗中心」設立至今，已執行6百多件臨床試驗，不僅帶動台灣各醫學研究及服務機構全面提升臨床研究與試驗成果，更吸引國內與國際生技製藥公司在台灣投資設立研發中心，帶動了國內生技醫療產業的發展。

　　財團法人藥品查驗中心（Center for Drug Evaluation，CDE，簡稱查驗中心）執行長陳恆德指出，為建構台灣成為「亞洲區域臨床試驗研究中心」，近年來，政府加強推動與國外同步進行多國多中心臨床試驗，目前，台灣已有六十餘家醫院具備國際臨床試驗的執行能力，亞洲各國在國際上登錄新藥多國多中心的臨床試驗。數量上，台灣能量在亞太地區僅次於澳洲，高於日本、韓國、新加坡等亞洲國

家，證明台灣的臨床試驗已受到國際重視與肯定。

　　台灣的臨床研究水準與法規達到世界級標準，能與國際接軌，查驗中心扮演了關鍵角色。陳恆德執行長

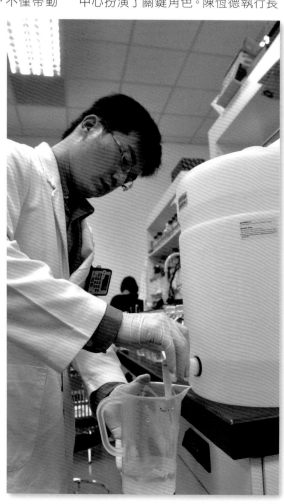

表示，查驗中心是衛生署因應行政院「加強生物技術產業推動方案－健全法規體系」需求，開亞太地區風氣之先，於1998年7月，由衛生署成立的專職專業藥物技術性資料評估單位，負責國內新藥及生物製劑臨床試驗與上市前之技術性資料評估，並協助衛生署建立嚴謹而有效率的藥物審核體系，以確保民眾用藥安全品質。

此外，醫藥品查驗中心並提供廠商研發中之法規科學諮詢管道，如需要做哪些動物試驗、需要什麼樣試驗設計的臨床試驗等；而業者有任何新藥法規相關問題也可透過查驗中心的諮詢窗口提出申請，獲得及時協助。

查驗中心提供技術與法規諮詢

醫藥品查驗中心成立11年來，除擬定完成「免除國內查驗登記用途之臨床試驗品項」，及「銜接性臨床試驗執行草案」供藥政處政策參考之外，也接受衛生署委託負責銜接性試驗之評估。查驗中心並積極協助產業通過臨床，包括在申請新藥臨床前（pre-IND）、完成二期臨床，及產品核准上市前，召開不同階段諮詢會議，由中心的審核專家與藥廠共同討論改進之道，協助藥品能順利推到市場。因此，醫藥品查驗中心已成為國內生技製藥產業發展不可或缺的一環。

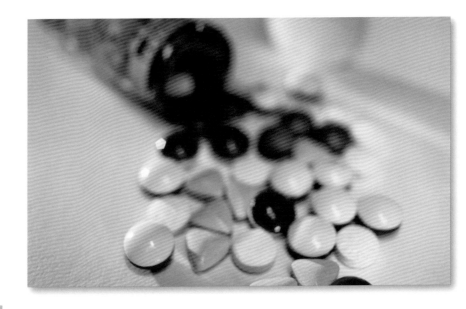

衛生署成立查驗中心為亞洲典範

臨床試驗審查效率具競爭力

藥品審查的時間和品質，除了攸關產業競爭力之外，也直接影響國外藥廠是否引進新藥到台灣進行臨床試驗的意願，如果法規要求不明確、審查的時間、標準和專業能力都不夠，跨國藥廠便不會考慮投資。

醫藥品查驗中心執行長陳恆德強調，查驗中心自成立以來，積極朝向技術性資料評估專業化方向，以品質及效率，協助研擬諸多臨床試驗相關法案，輔導政府補助之國資藥廠研發新藥計劃，也經常舉辦各類型研討會提升產業水準。

尤其台灣自2007年實行IND（臨床試驗）審查新制，提前納入委員意見的程序，有效縮短審查時間以及增加審查一致性後，目前衛生署IND審查時程縮短為40天核准，效率深具國際競爭力。如此快速且高品質的審查機制，已成為吸引國外廠商投入台灣臨床試驗的一大誘因。

新藥審查品質達先進國家水準

前瑞典藥政處處長Kjell Strandberg博士曾在訪問查驗中心後，稱讚查驗中心是一個高素質的審查團隊；而依歐盟EMEA及美國FDA法規專家評估，台灣衛生署新藥審查品質已達先進國家水準，足以媲美全球前十大藥政審查單位。

以台灣現有優質的醫療、服務，與進步的法規及臨床試驗的品質，一方面可以吸引國際藥廠來台從事跨國多中心臨床試驗，另一方面還可藉由台灣電子資訊產業的雄厚基礎，與透過有效的策略整合，建構我國生醫的基礎建設，讓台灣邁向卓越的生醫科技島。

台灣臨床成果卓越
國際大廠注目

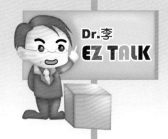

Dr.李
EZ TALK

在行政院「生醫科技島計畫」的推動下，台灣臨床試驗的能力與品質已具國際水準，特別是近年來，特殊疾病臨床試驗中心和國際多國多中心有不少合作，因此，很多國際大廠看中台灣醫療水準，爭相來台設立研發中心，把台灣列爲亞太地區新藥研發重鎮。

其中，台大醫院「國家級卓越臨床試驗與研究中心」，從2007年開始，陸續與葛蘭素史克、諾華、百靈佳殷格翰、默沙東、輝瑞等五家國外生技大藥廠合作設立臨床研發中心，成績斐然，不僅帶動國內生技發展、培育研究人才，同時也幫助台灣優秀醫師站上國際舞台，成爲全球新藥研究開發的菁英。

生技製藥爲21世紀明星產業

設立臨床中心 提昇研發能量

生物科技的發展讓許多疾病都能透過新藥的使用，獲得治癒及有效治療。但新藥研發是個高投資、高風險及時程冗長的過程，其中臨床試驗的執行更是整個研發鏈中最重要的一環。而一個國家的臨床試驗體系健全與否，以及臨床試驗的品質，除顯示該國的醫療水準與生活品質之外，另一層意義，在於展現該國生技領域的研發能力與產業發展的競爭指標。

有鑑於此，為促進台灣生物科技產業的發展，政府早在1982年頒佈「科學技術發展方案」，明訂「生物技術」為八大重點科技之一，行政院並於1995年8月通過「加強生物技術產業推動方案」，此方案執行期間歷經4次修正，願景及目標在建立台灣成為國際生物技術社群研發與商業化之重要環節，及亞太地區生物技術產業研發、製造與營運中心。

2003年4月，政府再提出「加強生物技術產業推動方案」三年行動計畫，執行重點中提及「生技產業推動方案」總目標之一為「建構亞洲區域人體試驗中心」，以及吸引國際生技醫藥大廠來台設立研發中心。換言之，建立指標性的國家級臨床試驗中心已是台灣發展生技產業不可或缺的一環。

設立國家級卓越臨床試驗中心

為此，政府於2005年建置1個國家級及3個專科性卓越臨床試驗中

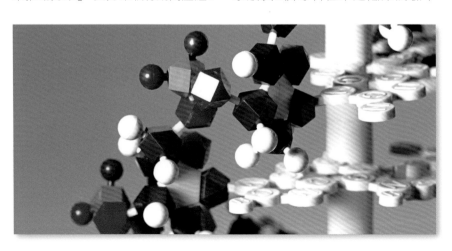

心，協助台灣成為亞洲區域卓越人體試驗中心，帶動國內各醫學研究及服務機構，以世界一流的臨床研究與試驗成果，吸引國際生技醫藥大廠來台設立研發中心，並協助國內生技醫藥產業研發台灣地區特有疾病的新藥及新治療方法。

其中，接受衛生署委託成立「國家級卓越臨床試驗與研究中心」的台大醫院，表現尤其傑出。以2005年接受葛蘭素史克藥廠（GlaxoSmithKline，GSK）大型多國多中心「HPV疫苗預防子宮頸癌第三期臨床試驗」為例，當時GSK委託全球350家醫院進行臨床試驗，台大醫院也是其中之一，並由卓越臨床實驗中心主任陳榮楷醫師負責這項臨床試驗的籌畫、組織與動員。

資訊知易通

加強生物技術產業推動方案

行政院為積極推動生物技術產業，於1995年頒佈「加強生物技術產業推動方案」，此方案執行期間歷經1997、1999、2001、2003共4次修正，從法規及查驗體系、研究發展及應用、技術移轉及商業化、投資促進及育成、生技服務業及產業策進等5個工作目標著手，並在2003年4月提出行動計畫書，作為對執行單位工作推動之績效考評的準則。

GSK多國多中心HPV疫苗臨床試驗

台大為貢獻最多病人的單一醫院

陳榮楷醫師説，GSK這項多國多中心臨床試驗，台大醫院傾全院之力，包括院長、醫學研究部、卓越臨床試驗中心、婦產科，從上到下總動員，

台大醫院為了這個試驗，特別建立臨床試驗門診，同時組成研究團隊，結果短短一個月內就蒐集到1,000位病人的試驗資料，是全世界貢獻最多病人的單一醫院，充分顯示台大醫院從事臨床試驗的能力與能量。

此外，這項跨國多中心臨床試驗，僅有少數幾位傑出醫師能躋身指導委員會及論文發表委員會，台大醫院研究團隊的醫師都名列其中，無疑也證明台大醫院的醫療品質與水準受到世界肯定。

陳榮楷醫師表示，從事臨床試驗，必須建立一個良好的內部架構，包括醫療部門、行政體系都要能互相支援，才能形成團隊，台大醫院在這方面一直有很好的配合，最重要的是，台大不論內在環境與文化都著重

研究，也鼓勵院內醫師從事醫學研究，所以台大醫院的醫師在各期臨床試驗都有很多涉獵，且不僅單一專科而已，在癌症、心臟血管等項目也是台大醫院與台灣甚至世界先進國家的醫院相較，之所以具備領導優勢的主要原因。

台大臨床試驗居亞太領導地位

台大卓越臨床試驗中心是亞太地區最優秀的臨床試驗中心之一，某

生醫小辭典

HPV子宮頸癌疫苗

研發成功的人類乳突(HPV)疫苗有兩種，一種是默沙東藥廠的「嘉喜（Gardasil）」四價疫苗（HPV6、11、16、18），另一種是葛蘭素史克藥廠的葛蘭素史克「美適康(Cervirax)」兩價疫苗（HPV16、18），兩種疫苗都已在台上市。

醫學研究雖證實，子宮頸癌高達7成是由人類乳突病毒（HPV）中的16及18型所引起，顯示子宮頸

癌疫苗對於導致子宮頸癌HPV病毒的涵蓋率雖高，但卻非百分之百。三軍總醫院的調查報告就指出，台灣子宮頸癌還有HPV58、33、52等型，換言之，「嘉喜」四價與「美適康」兩價疫苗只能減少70%因HPV16、18兩型引起之子宮頸癌。因此，即使接種過子宮頸癌疫苗者，仍應定期接受抹片篩檢，未接種者更應加倍落實篩檢措施。

些臨床試驗領域更居亞太第一，甚至是世界第一。陳榮楷醫師指出，台大醫學院教授陳定信首創新生兒注射B型肝炎疫苗，預防日後發展成肝癌；同時發現干擾素（Interferon）加上Ribavirin口服抗病毒藥物可以治癒C型肝炎，都是領先世界的研究成果。

此外，台大臨床試驗中心的腫瘤團隊在亞太地區領導了一個臨床試驗，證明標靶治療的藥物蕾莎瓦（Sorafenib）對晚期肝癌病人頗具療效；在此之前，沒有任何一種藥物證明對晚期肝癌病人有療效，這項發現，對晚期肝癌的治療不啻是個重要的里程碑。

而台大醫學院院長楊泮池領導的標靶治療藥物－艾瑞莎（Iressa）的臨床試驗中，也發現此藥物對於女性、不抽菸的肺癌患者有很好的療效，且效果和基因突變有關聯，可藉以研發新的治療方式與治療藥物，研究團隊並進一步發現Iressa對早期肺癌具有療效。過去Iressa多用於化療失敗的病人，台大臨床中心的這項研究，無疑讓肺癌患者可免受化療之苦。

生醫小辭典
標靶治療藥物

為了讓治療癌症的結果更理想，醫學界都希望研究出一種更好的癌症治療方式，可以做到只針對特定的腫瘤細胞進行攻擊，而不會對人體其他的正常組織造作重大的傷害，標靶治療(Target therapy)藥物，就是在這種「針對性」的理念下被研發出來。

標靶治療所用的藥物，是以細胞癌化過程中有關的分子酵素或者是癌細胞上一些特殊結構為攻擊標的，進一步抑制癌細胞的生長。因為癌細胞中有相當多該類分子酵素存在，因此受到影響的層面也較大，其專一性會比傳統的化學治療方式為高。

標靶治療藥物，依其作用標的可大致分為三大類，分別是作用在抑制腫瘤血管新生、作用在癌細胞訊息傳遞的路徑及作用在癌細胞表面抗原。

吸引生技大廠來台合作

台大與5大生技藥廠合作

參與GSK大型多國多中心「HPV疫苗預防子宮頸癌第三期臨床試驗」讓台大醫院向外界證明了他們從事臨床試驗的能量與品質，加上在各疾病領域的傑出研究，吸引許多國際生技醫藥大廠與台大醫院合作。陳榮楷醫師指出，目前台大卓越臨床中心與GSK、諾華（Novartis）、百靈佳殷格翰（Boehringer Ingelheim）、默沙東（Merck Sharp & Dohme，簡稱MSD）、輝瑞（Pfizer）等國際5大生技藥廠都建立伙伴關係。

其中，GSK於2007年9月與台大卓越臨床中心簽署成立「NTHH-GSK臨床研究中心」，成為該藥廠在亞太地區投資的唯一大型臨床研究中心，以研發禽流感、肺癌、肺炎等疫苗為主要目標。

台大成諾華腎癌藥試驗據點

諾華藥廠於2009年3月與台大簽約成立「NTUH- Novartis Clinical R & D Center」，目前諾華在台大醫院有22項臨床試驗正在進行。而諾華第一個在台灣進行的新藥TKI258腎癌第一期臨床試驗，全球只選定美國、英國、法國與台灣4個據點進行，台灣則選定台大醫院臨床研究團隊。

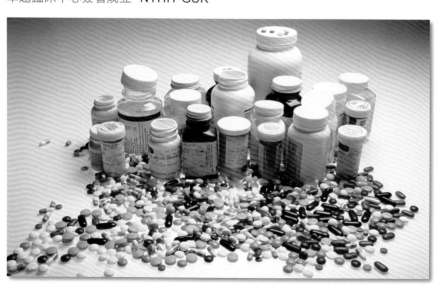

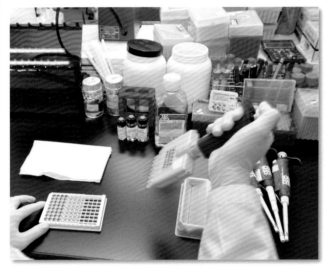

球第一大藥廠－輝瑞簽署合作協定，設置「台大醫院－輝瑞大藥廠臨床研發中心（NTUH-PFIZER CLINICAL R&D Center）」。輝瑞藥廠有20項臨床試驗在台大臨床中心進行，涵蓋肺癌、肝癌、腎細胞癌等癌症，以及類風濕性關節炎、焦慮症、院內感染性肺炎、疼痛控制和肺動脈高壓等疾病，未來雙方將在新藥研發上更緊密合作。除了這5家生技大廠之外，台大還和近10家國際藥廠進行較小型的合作案。

台大主持多家藥廠新計畫

在全球研發創新藥品居領導地位的百靈佳殷格翰公司，於2009年7月與台大臨床卓越中心簽署成立「NTUH- Boehringer Ingelheim Clinical R&D Center」，展開26項臨床試驗。由於台大醫院在癌症研究的成效卓越，台大也成為百靈佳殷格翰公司癌症計畫總主持國家，協助亞洲28個國家進行試驗。

默沙東藥廠則是和台大簽署合作癌症第一期臨床試驗，這項計畫默沙東藥廠只在全世界選擇少數幾家醫院合作。

日前台大卓越臨床中心又與全

國光與台大成功研發新流感疫苗

台大卓越臨床中心除了和國際生技大廠合作研發新藥，和國內生技公司的合作也有傲人的成績，如國光生技新流感(H1N1)疫苗的研發就是一個成功的案例。陳榮楷醫師表示，國光疫苗的研發過程中，國光生技公司負責製造好的疫苗，台大臨床中心則加速臨床試驗的進行，研發當時，由

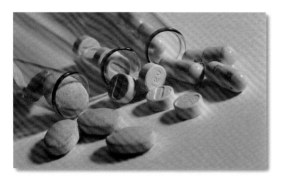

症腫瘤及中樞神經等治療領域的跨國新藥臨床試驗；美國從事幹細胞研究的知名公司Neural Stem則和中國醫藥大學附設醫院合作，以推動人脊髓神經幹細胞療法的進一步研發。陳榮楷醫師強調，台灣臨床試驗的環境與品質已獲得世界肯定，未來國際大廠來台尋求合作的機會將愈來愈多。

於新流感傳染力強，疫情日趨嚴重，國人沒有時間等待，因此，台大與國光生技透過緊密的合作，在最短時間內成功研發出安全且有效的抗病毒疫苗。

　　陳榮楷醫師並說，國光疫苗的研發成功，對國人來說，意義重大，證明了台灣有能力製造新流感疫苗，毋須依賴國外供給就有足夠的疫苗供國人施打，有效遏止新流感疫情在台灣蔓延。

北榮等醫院與國際大廠合作

　　除了台大卓越臨床中心之外，台北榮民總醫院也與歐洲排名第一的法國賽諾菲安萬特藥廠簽訂合作備忘錄，共同成立「台北榮總-賽諾菲安萬特臨床研發中心（Taipei VGH-sanofi-aventis R&D Center）」並合作執行多項針對心血管、糖尿病、癌

生醫小辭典　全球藥廠排名

　　2008年全球製藥企業排名，美國的輝瑞藥廠以年銷售額486億美元居世界第一，二至五名依序為英國的葛蘭素史克、法國的賽諾菲安萬特藥廠、瑞士的羅氏與懷特兩大藥廠。而原本全球排名第八的美國默沙東藥廠（美國本土稱為默克藥廠），在2009年併購先靈藥廠（Schering-Plough）之後，規模將可迅速擴大至全球第二，僅次於輝瑞製藥。

臨床試驗需要政府全力支持

政府應給予更多關注與資源

　　不過，在欣喜於國內臨床試驗品質與能力備受國際肯定的同時，陳榮楷醫師也希望政府能對各卓越臨床中心與醫院挹注更多經費，且不只設立一個國家級卓越臨床試驗中心。陳榮楷醫師以韓國為例指出，相較於台灣，韓國政府投入好幾倍的經費來培植其國內臨床試驗產業，包括臨床試驗內部環境與醫院的改善、人才的培育等，因此，韓國近年的臨床試驗能量與品質進展神速，幾乎快要追上台灣腳步。陳榮楷醫師並說，政府在經濟方面如對半導體產業多所關注，也有相對的投資，但對於醫院的投資，明顯比不上他國，「生技製藥的研發首重臨床試驗，而台灣的臨床試驗想要更往前邁進，醫院絕對是政府最需要投資的關鍵，否則只會停留在原地，原本居於領先地位的台灣，也會因為各國投入更多資源、加強了競爭力，而被取代」。

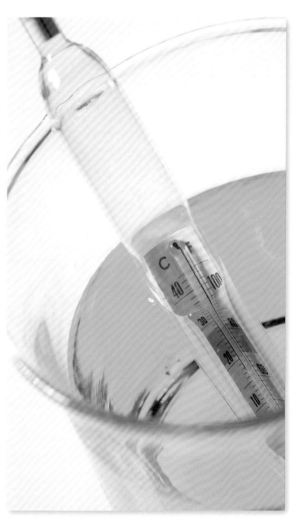

健保讓醫院無力從事臨床研究

陳榮楷醫師指出,所謂「投資」,除了經費之外,還包括其他資源,比如健保給付制度,「台灣很多醫院都在跟健保制度拔河,因為健保制度讓醫院沒有太多資源與經費來從事研究,這是台灣各醫院普遍面臨的困境」。陳榮楷醫師強調,台灣人口適中、教育程度、生活品質高,加上經濟、科技進步,又有良好的研發環境及優秀的醫療與醫藥開發人才,在國內生技業界研發能量日趨堅實下,只要政府能給予醫院更多支持,相信在產、官、學界的通力合作下,將會帶動新一波的產業升級,發展台灣成為國際生技社群中研發、產製、臨床中心的重要一環。

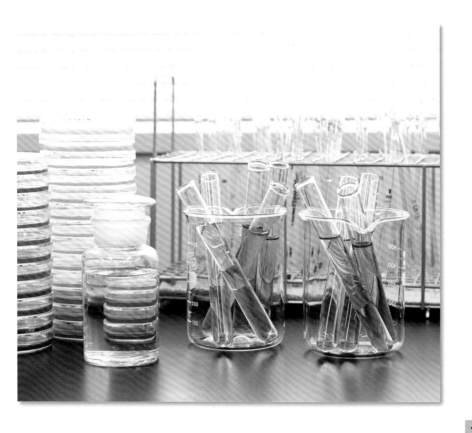

PART6
生醫領航者

台灣有許多優秀的生醫及科技人才，
中研院翁啟惠院長在醣蛋白
及乳癌治療研究上有重大成就，
對於流感及新流感疫苗研發也有重要發現；
中央研究院生物醫學研究所所長陳垣崇
台灣研究人類遺傳學的第一把交椅，
研發的新藥讓全球每年上千名的
龐貝氏症新生兒重獲生機；
台大醫學院院長楊泮池
對於國人肺癌致病機制有突破性發現，
結合個人化醫學的治療方式
為許多患者帶來新契機；
行政院政務委員張進福在科技與
教育領域皆有卓越貢獻，
是台灣重大生技政策的重要推手。

翁啓惠 院長
爲癌症、流感防治帶來新曙光

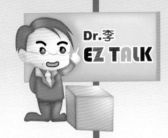

Dr.李
EZ TALK

中央研究院翁啓惠院長於2002年當選美國國家科學院院士、2006年獲總統特任爲中央研究院第九任院長，學術成就有目共睹。尤其是在醣蛋白方面的研究以及癌症治療的開發上有重大成就，不僅爲多項癌症帶來治療新希望，同時突破傳統疫苗製作方式，爲愛滋、禽流感、新流感等疫苗的研發開啓新的思考方向，可望爲時下人們聞之色變的疾病和疫情帶來防治新契機。

大師Profile

現職：中央研究院院長

學歷：台灣大學學士、生化科學研究所碩士、美國麻省理工學院化學博士（指導教授爲Prof. George M. Whitesides）、哈佛大學博士後研究

經歷：德州農工（Texas A&M）大學化學系教授、Scripps 研究院化學講座教授、日本理化研究院（RIKEN）尖端科學研究之醣科技研究所所長、中央研究院院士、美國藝術與科學院院士、美國國家科學院院士

得獎：美國化學界有機合成化學及醣化學領域的最高國家獎、國際醣化學獎、國際酵素工程獎、美國總統綠色化學獎，以及美國化學會之有機合成創意獎及卡頓獎章

具有獲諾貝爾獎潛力

醣蛋白、多醣體研究大放異彩

在許多國際科學家眼中，中央研究院翁啟惠院長不僅是位傑出的重量級化學及生化學家，更是台灣最有潛力得到諾貝爾獎的人選。因為他的研究，癌症、愛滋病及其他感染性疾病防治多了一道曙光，台灣的生化研究也在國際間受到更多矚目。

翁啟惠院長自從高中時代即對化學產生濃厚興趣，大學畢業後先後跟隨台大王光燦教授及美國麻省理工學院白邊教授（Prof. George M. Whitesides）完成生化科學碩士及化學博士學位，奠定深厚的化學學術根基，並從兩位恩師身上學到不怕挑戰、腳踏實地、獨立思考、選擇問題及適時表達的研究方式；同時在醣蛋白化學與多醣體研究領域大放異彩，被維基百科形容為世界上首位成功應用酵素技術大量合成多醣體的科學家。

擔任中研院院長之前，翁院長曾在美國草創Scripps研究團隊，每年執行的計畫高達台幣兩億元。過去，Scripps從來沒有化學方面的研究，但翁院長加入10年之後，Scripps被《美國新聞與世界報導》評為全美生物化學第一名的研究單位，研究成果深獲國際肯定。

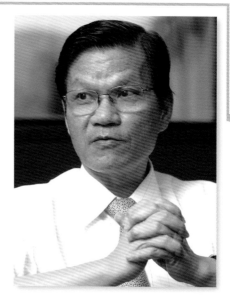

研發出全球首例乳癌解藥

儘管擁有眾多國際獎項的光環，翁院長依然低調地說：「榮譽跟獎項都是別人給的，可遇不可求；做學術研究不能以此當作目標，做研究的態度是要對自己的工作有興趣，有堅持且不怕失敗，維持追求未知的好奇心，如此才能有所成就。」基於此一想法，翁院長領軍的研究團隊研發出全球首例的乳癌解藥，且實驗也證實對於末期乳癌患者的治療效果高達80%。

翁院長表示，多數乳癌患者身上的乳癌細胞及其幹細胞都會出現一

種由「六個單醣」組成的多醣體，目前研究團隊即是鎖定此一病徵，研發合成此一多醣體作為抗原，並製成治療性疫苗。乳癌患者施打此疫苗後，體內將會啟動免疫系統製造抗體，並結合、標示乳癌細胞位置，自然找到乳癌細胞進而將其殲滅。目前此項疫苗已通過第一階段人體試驗，獲我國衛生署及美國食品藥物管理局（FDA）同意，同步進行第二、第三階段人體試驗。

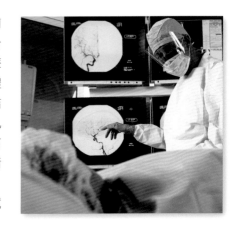

癌症治療燃起希望

醣晶片快速檢出癌細胞及病毒

事實上，此項研究也為其他癌症的治療燃起更多希望。翁院長在研究癌細胞醣分子的過程中，發現不只是乳癌，肺癌、大腸癌、卵巢癌和攝護腺癌等癌細胞表面都有正常人身上所沒有的特殊醣分子Globo-H，若是將此醣分子製成治療性疫苗，人體免疫系統便可辨識出異常細胞，並將其殺死而大大降低罹癌風險。

應用同樣原理，翁院長領導的中央研究院基因體中心，也研究出世界上第一張可以檢測出體內癌症存在的「醣晶片」，透過晶片辨識病毒和癌症細胞表面醣分子所產生的微量抗體，數秒之間就可檢驗出多種癌細胞、愛滋病病毒及禽流感病毒，且準確率極高。

翁院長表示：「醣晶片的製作是以『一鍋式的自動化合成法』將癌細胞表面或病毒細胞表面的醣分子進行快速合成後，接到玻璃晶片上，可檢測抗體的存在，所以假如檢測有抗體存在的話，就表示體內可能有病毒或有癌細胞的存在，透過這種方式，人們可以用醣分子去設計疫苗，開發出新的藥物。」雖然這些疫苗的研發仍須經過人體試驗階段，但癌症防治之路已因此向前邁進一大步。

揭開多醣體與病毒的關係

醣分子多寡是疫苗功效關鍵

「化學多醣體」這個名詞，也許一般人會覺得很陌生，但提到「靈芝多醣體」，許多人應該耳熟能詳。由於從小經常聽聞靈芝多醣可以增強免疫力、治療癌症，翁院長在從事醣分子研究後，特別針對靈芝多醣體進行實驗，並發現臍帶血放入靈芝多醣體，可以增加幹細胞的增生功能，也可以增加免疫的功能，未來若能進一步釐清靈芝多醣體的構造跟功能，對於研發成癌症的新藥將有很大的幫助。

靈芝多醣體之外，翁院長所領導的中央研究院基因體中心，更成功研發出一種可有效防阻、抑制愛滋病毒的新方法，並受到國際上肯定與獎勵。他指出：「愛滋疫苗的研究之所以一直失敗，主要是因為病毒完全被醣分子蓋住，發現醣分子的多寡和疫苗開發的關係時，人類便可合成一些符合需要的醣分子，提供愛滋疫苗的研發的新思考與新方向。」

改變傳統疫苗製作方法

根據翁院長的研究，醣分子不只是愛滋病疫苗能否成功的關鍵，同時也為人人聞之色變的禽流感、新流感等疫苗的研發帶來重大突破。翁院長

生醫小辭典

化學多醣體

多醣體是好幾個單醣分子連結而成的高分子，譬如說兩個葡萄糖可以連接成麥芽醣，一個寡糖跟葡萄糖可以連接成一般使用的蔗糖。細胞表面的多醣體，其實大多跟蛋白質、或脂肪類的化合物結合而成醣蛋白或醣脂。

目前人類尚未完全了解醣蛋白上的醣分子與生物活性的關係；但陸續已證實細胞表面的醣分子與疾病有非常重要的關聯，和病毒的感染、癌症的擴散等亦息息相關，也因此醣分子科學被視為改善人體健康的重要因素。

與中研院基因體研究中心的研究團隊發現,包括禽流感(H5N1)、新流感(H1N1)在內的流感病毒表面和愛滋病毒一樣,是由「血球凝集素(HA)」與「神經胺酸酶(NA)」兩種醣蛋白所構成,而且病毒為了騙過宿主免疫系統,會在病毒蛋白質表面纏繞複雜的醣分子,以作「偽裝欺敵」。

　　翁院長表示:「現今一般疫苗,包括新流感疫苗都會保留這些複雜的醣分子,免得破壞病毒疫苗蛋白質結構,但這些醣分子卻又會遮住蛋白質抗原,讓施打過疫苗的身體所產生的抗體無法辨識蛋白質全貌,使得疫苗的免疫反應及保護力相對較差。又因病毒容易變種,常使得免疫系統不認識病毒或產生抗藥性。」

「廣效疫苗」可望問世

　　翁院長和研究團隊發現醣分子的多寡,以及在病毒與細胞結合過程中扮演關鍵角色後,開始改變傳統疫苗製作方法,也就是先用水解酵素把病毒大部分表面醣分子切除,只留下核心醣分子,讓真正有破壞力的蛋白質

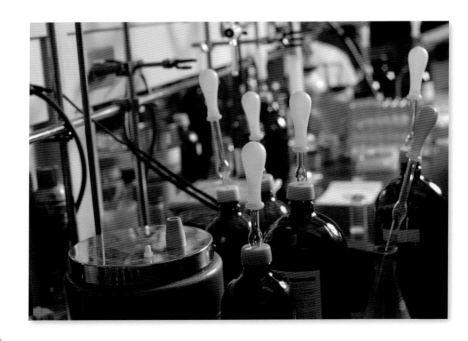

暴露出來；結果證實此種方式可增強人體對病毒辨識度，進而提升疫苗對人體的保護力。

更加令人興奮的是，不同流感在切除表面醣分子後，仍有共同的蛋白質基因序列存在，未來若是設計出不同流感病毒醣分子共同的氨基酸序列，並修飾蛋白質表面的醣分子僅保存重要的核心結構，將可發展出能對付多種流感病毒的「廣效疫苗」，讓人們不必為了因應年年突變的流感病毒而逐年施打不同的疫苗。

走在研究之路，翁院長不斷大放異彩，如同當初王光燦教授為了延攬他返國，特地到美國「勸退」他時，指導他做博士論文的白邊教授對王教授說：「我有信心他會成為不得了的大學者。」如今的翁院長確實不負兩位恩師的期望，在國內外生化領域都享譽盛名。

很多人好奇他是如何辦到的，對此，翁院長總是說：「研究，就是要有興趣、專心，一直培養自己的能力，去克服重要的問題，我之所以一直沒有離開，正是因為生化研究是自己的興趣所在。」

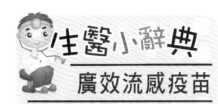

生醫小辭典
廣效流感疫苗

目前翁啟惠院長與研究團隊已針對流感製作廣效疫苗，未來只要能夠掌握不同流感病毒醣分子共同的氨基酸序列，便不需要再應用病毒株，而用遺傳工程及發酵的方法，即可製作出可對抗多種流感的疫苗，讓使用時間拉長，且製作價格也較便宜。

這項全新疫苗技術還需經過動物實驗與人體試驗階段，預計要製成疫苗商品，至少還要3～10年的時間。

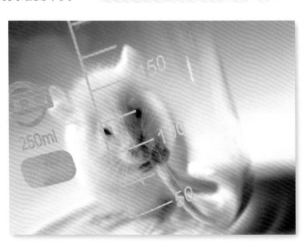

陳垣崇 所長
台灣人類遺傳學翹楚

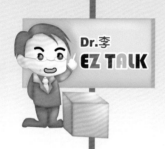

Dr.李
EZ TALK

　　中央研究院生物醫學研究所所長陳垣崇是台灣研究人類遺傳學的第一把交椅，他所研發的「龐貝氏症解藥」Myozyme獲得美國FDA（食品藥物管理局）以及歐盟EMEA（醫藥品管理局）的核准上市，此項解藥讓全球每年上千名的龐貝氏症新生兒重獲生機，為許多家庭重新帶來希望；他同時是一位以人文關懷體現醫療體制與醫藥研究的醫生，對病人的處境與心境常抱持同理心，對醫師的「無助」亦有深刻的感觸。

大師Profile

現職：中央研究院生物醫學研究所所長
　　　中央研究院院士
學歷：台灣大學醫學院學士
　　　美國哥倫比亞大學人類遺傳學系博士
經歷：美國遺傳學學院發起人
　　　美國杜克大學醫學中心教授
　　　美國杜克大學醫學遺傳系主任
得獎：美國最佳醫生獎

成果斐然的醫生科學家

從病人身上學會面對挫折

中研院生醫所陳垣崇所長出身於醫生世家，原本對化學實驗過程極感興趣，一度將第一志願擺在台大化學系，但經小兒科權威醫師的父親建議，做醫生也可做直接幫助病人的研究，因此陳所長最後以第一名的優異成績被保送台大醫科，進而前往美國攻讀人類遺傳學並嶄露光芒。

然而漫長的實驗過程是孤單寂寞的，夜深人靜時獨自待在實驗室東加加、西加加是常有的事，陳所長說：「實驗，需要經過許久的時間才能看到結果，而失敗往往比成功次數來得多很多，所以做實驗常有相當大的挫折感。」每當遭遇挫折時，醫院裡的小病人們反成了陳所長的動力來源。陳所長看著他們就會覺得自己做實驗的挫折是一時的，而這些小病人們所生的病卻是一生的挫折，而且他們可能因為疾病，僅僅只有一、兩年甚至不到一、兩年的生命，相較之下研究者一時的小挫折就變得不那麼令人沮喪了。

成功研發龐貝氏症解藥上市

如此的信念一直鼓勵著陳所長，讓他即使受挫依舊不放棄研究，同時他也希望能研發出可治療嚴重疾病的

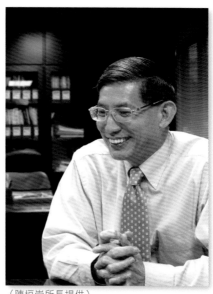

（陳垣崇所長提供）

藥品幫助病人們獲得重生。

2006年陳所長寫下世界醫藥史上重要的一頁，因為他所研發的「龐貝氏症解藥」Myozyme獲得美國FDA（食品藥物管理局）以及歐盟EMEA（醫藥品管理局）的核准上市，此項解藥讓全球每年上千名的龐貝氏症新生兒重獲生機。

因為這項成果，陳所長成為世界上唯一成功研發龐貝氏症解藥而且上市的「醫生科學家」、曾經榮獲美國最佳醫生獎，並擔任美國杜克大學醫學中心遺傳系主任，在此同時，他依舊維持著臨床的門診。

但究竟是如何兼顧教學、研究以及臨床三方面還能有傑出的表現呢？陳所長指出，三者兼顧是不可能的，而自己的興趣是做研究，因此將重點放在研究，並減少看病與教學時間；但他也強調一個研究者仍需臨床經驗與學習，才能從中獲得更多能量。

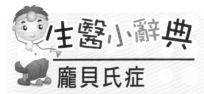

生醫小辭典

龐貝氏症

　　龐貝氏症（Pompe Disease）為遺傳性罕見疾病之一，類似肌肉萎縮症，孩子出生以後會呈現全身軟綿綿的狀態，幾乎無法翻身和行走。此項疾病的主要病因是第17對染色體出現病變後，體內缺乏酸性a-葡萄糖苷酶，無法分解肝醣，致使肌肉無力，心臟擴大，進而導致心肺衰竭，病童幾乎活不過1、2歲。

　　龐貝氏症分為嬰兒型及成年型兩種，由於診斷不易，不少病童即使早夭也未能被檢出。成年型的症狀相對較輕，有些病患只覺得肢體無力，在學校上體育課時跑得較慢，也常跌倒，肌力明顯不如常人，但嚴重者最後只能坐在輪椅上使用呼吸器。

陳垣崇所長在《紐約時報》的投稿。（陳垣崇所長提供）

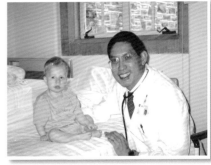

陳垣崇所長在美國擔任醫師期間，為龐貝氏症病童找到解藥。（陳垣崇所長提供）

多年研究開花結果

找到龐貝氏症的救命酵素

至於龐貝氏症的研究，在1960年左右就被發現是缺少一個酵素分解肝醣，所以只要能找到可進入肌肉及心臟的酵素，龐貝氏症患者就能得救，但在1960至1980年間許多研究者嘗試使用酵素替代的方法治療龐貝氏症，卻始終因為酵素無法進入病人的心臟和肌肉而無法成功。

90年代初期，陳所長帶領的杜拉克研究團隊開始從事相關研究，並思考如何讓酵素進入到心臟及肌肉內。陳所長表示，當初研究的方向是先觀察這些心臟及肌肉細胞有無特殊感受體及感受體可辨識的標誌，再利用這些特別的標誌將酵素帶進去心臟和肌肉。研究團隊相信只要能夠發現可被感受體認得的標誌應該就會成功，於是便朝此假設方向前進，嘗試過許多不同的系統去產生酵素後，終於成功發現哺乳類細胞的標誌可被感受體認得。

吐露一個醫師的無奈

1999年研究團隊開始進行臨床試驗，由於經過長時間研究才發現帶有標誌的酵素，且產生酵素的過程相當困難，因此所研製的藥量僅足夠三個病人進行臨床試驗。但在臨床實驗階段收了三個小病人後，又有病人陸續出現，雖然只是在臨床試驗階段，對於病人家屬而言卻是重生的一線曙光，每個人都希望能夠參與臨床。

當時陳所長帶領的研究團隊經常接到美國國會、參議院、北卡羅納州州長，甚至美國白宮打來的關切電話，陳所長當時所任職的杜克大學甚至成立一個幫他擋電信的危機小組來處理，後來《紐約時報》也做了報導質疑為何不能多做些藥來幫助更多龐貝氏症的病人？

面對種種壓力與質疑，陳所長寫了一篇文章向《紐約時報》投稿，《紐約時報》為其下了一個標題《A Doctor's Helplessness》（一個醫生的無助）。文中道盡陳所長內心的不捨以及想要幫助這些小病人的心願，但他也表達在艱困的階段裡仍不清楚如何有效率地進行藥品製作，且還不知道藥物是否有效，因此即使想要幫助這些龐貝氏症的孩子，卻有力不從心的無力感。陳所長也提到，身為一個醫師或是研究者必須面對很多的無奈，畢竟醫師不是上帝，無法醫治每一種病症。

領軍台灣醫藥基因體計畫

從對症下藥到對因下藥

2001年初期，人類的基因圖譜首次發表報告，但基因與疾病的關係仍不甚清楚。當時，中研院李遠哲院長正籌畫「台灣國家型生醫醫藥基因體發展計畫」，陳所長的遺傳學研究背景讓李遠哲院長力邀他回台灣執行此項研究計畫。當時陳所長想打退堂鼓，但李院長對他說：「台灣還不是很美好，所以你才要回來，如果是美好的話，你就不需要回來了。」因為這句話讓陳所長決心回到台灣擔任中央研究院生醫所所長，在自己生長的土地上傳承多年所學和研究。

近年，陳垣崇所長又積極研究基因及藥物不良反應的關聯，希望藉由基因檢測降低藥物過敏的風險，從對「症」下藥變成對「因」下藥。陳所長表示運用基因檢測研究藥物不良反應部分，在罕見疾病已做了相當久，目前也針對部分疾病如糖尿病、躁鬱症、癲癇型高血壓、肺癌以及乳癌進行研究，且台灣已有25家醫院參與並進入臨床實驗階段。

研究成果已逐漸呈現出來，例如過去wafarin這種用於心臟病、中風、血栓性栓塞的抗凝血藥物，雖然很便宜也很有效，但是醫生通常不敢用，因為很難拿捏適當的劑量，劑量稍多就會流血不止，劑量太低又沒有效果，現在經過基因檢測可先了解病患屬於哪種基因型，藉此將能控制劑量的使用，並掌握心血管疾病的治療黃金期。

陳所長表示過去病人經常使用昂貴的藥物，但有了基因檢測後便宜的藥將可嘉惠很多病人。目前台灣有幾項藥品都可進行基因檢測，藉此降低或預防可能產生的副作用。陳所長希望未來能有愈來愈多的研究能夠找出對藥物反應不良的基因。

強化台灣醫學人才優勢

台灣正積極推動個人化醫療，對於台灣未來的生醫發展，陳垣崇所長表示由於台灣面積小，因此進行個人化醫療會比其他國家來得快。另外，台灣在生醫發展部分的強項還是在人才，比起新加坡、香港，台灣儲備了許多人才，如何運用這些優秀人才增加台灣競爭力？陳所長表示生醫所實行"physician scientist program"已有一段時間，主要目的是要提供真正想做研究的醫生較無後顧之憂的環境與薪水，鼓勵他們以成為醫生科學家為目標，進而強化台灣的醫學研究。

回台8年，陳垣崇所長相當肯定台灣醫學表現，但如何讓研究方向或

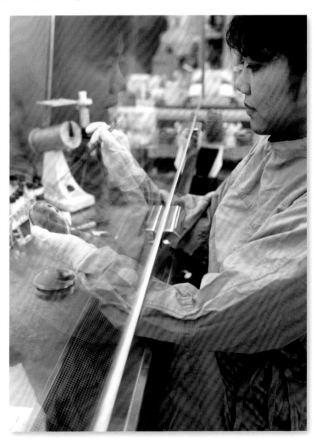

成果更貼近一般人需要呢？他認為從事研究要能發揮產業價值，並且對於醫療有實質貢獻。他也指出，目前多位學者在實驗室研究都有很好的發現，但牽涉到病人的臨床檢體樣本及採取檢體樣本進行印證相形格外謹慎；為了讓研究計畫得以順利進行，台灣透過「臨床研究護士」（research nurse）訓練計畫，在研究計畫中負責臨床與研究雙方的聯繫，定期討論如何蒐集病人檢體樣本，並由臨床研究護士執行所有文書工作撰寫研究報告，接受人體試驗委員會（Institutional Review Board, IRB）審查等程序也由臨床研究護士負責，病人同意後亦由臨床研究護士向病人進行解釋，如此一來，這批臨床研究護士將可成為臨床實驗計畫中最重要的橋樑。台灣自8年前開始分批送臨床研究護士至美國杜克大

學去接受訓練，之後陸陸續續回台工作，目前約有20多名臨床研究護士投入研究工作。

對陳所長而言，實驗研究不只需要毅力也需要加入用「心」，不管是臨床醫療或是教學傳承，在他內心底層所堅持的信念就是以人文關懷體現醫療體制與醫藥研究。

楊泮池 院長
帶動國人肺癌個人化醫療

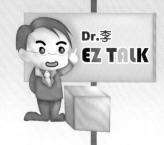

Dr.李
EZ TALK

　　台大醫學院院長楊泮池為台灣肺癌治療與研究最知名的醫師，他所領導的台大研究團隊不僅發現黃種人與白種人肺癌致病機制的差異，以及標靶藥物在不同人種身上作用不同，同時透過生物技術及技術演算法，亦能預測肺癌治療後存活率，破除國人之於肺癌的傳統迷思，亦對國人肺癌的防治與個人化醫療有相當大貢獻，也讓國內癌症治療「與癌共存而不死於癌症」的願景向前邁進一大步。

大師Profile

現職：台大醫學院院長及教授、台大醫院內科部主治醫師
　　　中研院院士、台灣胸腔暨重症加護醫學會理事長
學歷：台灣大學醫學學士、
　　　台灣大學醫學院臨床醫學研究所博士
經歷：台大醫院內科主任、台大醫學院內科教授、沙烏地阿拉
　　　伯霍埠法德國王醫院主治醫師、中研院生物醫學科學
　　　研究所研究員、教育部顧問室主任、基因體醫學國家
　　　型計畫肺癌組與吳成文院士擔任共同召集人、台灣胸
　　　腔及重症學會理事長、台大國家級臨床試驗研究中心
　　　主任、台灣大學特聘教授與講座教授
榮譽：中華民國第31屆10大傑出青年、北美台大醫學院校友
　　　基金會最佳臨床教師獎、國科會傑出研究獎、台灣大
　　　學教學傑出獎、教育部學術獎

MIT院士的MIT研究

在國內說到肺癌防治，第一個想到的往往是台大醫學院楊泮池院長。楊院長同時也被中研院前院長李遠哲稱為「MIT」院士，是中研院院士中極少數的本土博士。然而他為人所津津樂道的「MIT」不只於求學過程，研究主題也以國人肺癌的特殊性與白種人的差異為主。

一般人都以為女性主要癌症死因為乳癌或子宮頸癌，但事實上根據統計，過去20幾年來，肺癌已躍升為國內女性癌症死因的第1位，而且70%為肺腺癌。罹患肺癌的人通常會被聯想與抽菸習慣有關，但從楊院長的研究中卻發現，國內罹患肺癌的女性患者約有93%沒有抽菸習慣，相較於白種人肺癌患者高達80%有抽菸習慣，兩者在此疾病表現上有相當大差異。這種差異不僅在台灣，在黃種人為主的東方國家，包括韓國、日本、亞洲東南沿海、新加坡等國，也都有類似的情況。

如果抽菸與國內女性肺癌沒有絕對關係，那麼廚房油煙會是國內女性肺癌的元兇嗎？根據楊院長參與的跨國研究又發現，黃種女性移民至美國、加拿大後，使用大火炒菜的烹煮模式已經不見，但下一代、下下一代女

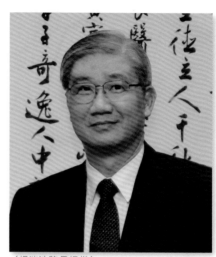

（楊泮池院長提供）

性在較少廚房油煙且沒有抽菸的情形下依舊有相當高的肺癌罹患率。

不抽菸的女性為何罹患肺癌？

長年接觸肺癌患者的經驗，讓楊泮池開始思考「不抽菸的女性為何罹患肺癌？」這個問題。他表示：「過去我們都以為肺癌最主要是因為抽菸，但是我在臨床上看到許多女性不抽菸，卻同樣罹患癌症。」由於肺癌5年存活率不到15%、初期沒有症狀，發現通常為晚期，導致死亡率高，加上5年內仍有高達3成會出現癌細胞轉移，因此楊泮池面對患者時常心生不忍，尤其遇到不抽菸的女性患者驚慌

失措又無奈地問他：「楊醫師，我不抽菸，為什麼會得肺癌呢？」為此，他總是不斷地想著如何替國內肺癌女性患者解開這個謎團。

經過國內與跨國研究後，楊院長與所領導的台大團隊終於發現，黃種女性罹患肺癌的主要原因來自於基因突變，這也解釋了不抽菸的女性為何罹患肺癌。楊院長表示，研究發現肺癌有家族傾向，若是直系親屬有1人罹患肺癌，其他人罹患肺癌的機率是0.7％，如果有2名直系親屬罹患肺癌，則大幅增加到3.7％。而且經進一步研究後發現，白人肺癌患者的癌細胞轉移和預後，通常和致癌基因突變有關，而我國肺癌患者則和上皮細胞受體（EGFR）基因突變有重大關聯。

生技最前線
肺癌的6大迷思

根據楊泮池院長的臨床經驗和研究發現，國人對於肺癌的預防與治療有諸多誤解，他在歸納後整理出皆非事實的6大迷思，來提醒國人重新審視癌症的致病機制與治療效果。

6大迷思如下：

1. 久咳不癒是肺癌早期症狀。
2. 不吸菸就不會得肺癌。
3. 廚房油煙是女性肺癌的主因。
4. 定期身體檢查可防肺癌上身。
5. 正子檢查陰性可排除肺癌的可能性。
6. 肺癌是絕症，無藥可治。

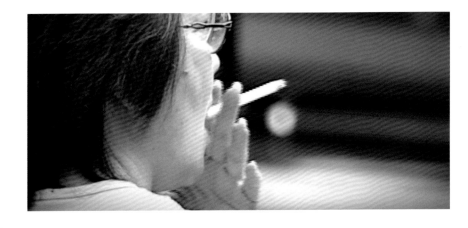

人種不同治療效果不同

楊院長的研究與發現，再次證明個人化醫學為疾病治療新趨勢。他表示一旦國人發現肺癌，只要及早確認患者癌細胞有上皮細胞受體（EGFR）基因突變，並施以標靶藥物治療，效果通常不錯；相反的，如果沒有上皮細胞受體基因突變，就算施以標靶藥物治療，通常效果較差。

再以女性肺癌治療為例，楊院長發現，台灣病人對肺癌的標的治療反應良好，白種人口服標的治療大約僅10％有效，但在台灣女性肺癌裡，則是10人中有5人有效。因此，台灣女性的治療方式和白種人不同，毋須先進行化學治療，只要採取「標的治療」，亦即投以標靶藥物，如同高血壓治療一般，大部分的病人只須每天服藥，腫瘤就可得到控制而維持正常的生活，優於白種人的治療效果讓國內醫師相當振奮。

「艾瑞莎」對白種人效果有限

以治療肺癌的標靶藥物「艾瑞莎」（Iressa）為例，「艾瑞莎」主要作用目標為癌細胞的上皮細胞受體，可使上皮細胞受體失去刺激癌細胞增生、轉移的功能，因此在亞洲臨床上有85％的患者病情出現穩定進步，平均延長壽命9個月，尤其對於上皮細胞受體基因突變的肺腺癌患者效果最好，同時對於改善肺部原發病灶、以及轉移病灶（如骨頭、肝臟、腦部）也有療效。副作用則是會長皮疹，但研究也顯示，皮疹長得越嚴重的患者，治療效果越好。但同樣在白種肺癌患者身上使用「艾瑞莎」，卻發現效果有限。

生醫小辭典

標的治療

標的治療是一種透過藥物以細胞表面標記為標靶的治療方式，也是目前腫瘤治療的新趨勢，相較於傳統化學治療以及手術治療所出現的副作用和不良反應，標的治療除了可以針對腫瘤發揮更精準、更優異的療效外，對人體其他正常組織的傷害也可降至最低，因此常在臨床上被腫瘤科醫師所應用。

投入華人爲主的癌症研究

楊院長指出，國內有必要針對華人癌症進行進一步研究，未來在癌症治療上，也應針對國人基因特性進行個人化醫療。「大多數的抗癌新藥多以歐美為研究主流，人體臨床試驗也多以白種人為主，而忽略人種、環境差異，以及其他人種是否真正適用以及可能的副作用為何等等。」因此如何投入以華人為主的癌症生醫研究，並擺脫過去歐美主導的治療市場操作，對國內癌症是相當重要的一環。

他強調個人基因對於癌症的重要性，「人類的基因體有46個染色體、30億個核甘酸、25,000個基因。基因數量遠比稻米（有45,000個基因）、玉米（有50,000個基因）少，僅比果蠅（有13,600個基因）和線蟲（有19,000個基因）多一些；而個體基因功能卻像交響樂團演奏一樣，不同樂器在不同時候應有不同表現，該大聲時大聲、該小聲時小聲，才能呈現優美的協奏曲，但基因突變卻像樂團中不斷放砲的樂器，該小聲時大聲，該大聲時卻又小聲，進而影響人體功能的表現，也比較容易罹患某些特定疾病。」

治療病人而非治療疾病

他同時指出，個人化醫療更重要的意義是在於早期診斷早期治療，進而提升治癒率。「一般肺癌的好發年紀男性為65歲、女性為60歲，但在臨床上，卻看到年齡往下降的趨勢，

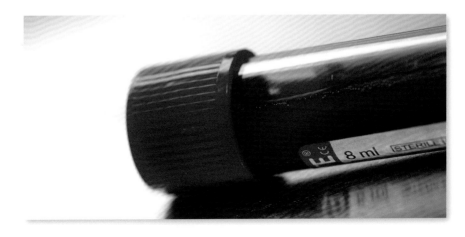

30、40歲罹患肺癌的患者也已經不是例外，顯示肺癌對國人威脅的年齡層有逐年下降的趨勢。」國人若是能夠及早接受基因篩檢，在確定是肺癌高危險群之後，再接受低劑量的電腦斷層掃瞄檢查，將可及早找到肺癌病灶，進而得到及早治療的機會。

在人人談癌色變的時代，楊院長認為罹患癌症並非宣佈死亡，因為每個人身上都有癌細胞，只是能否被免疫系統抑制；一旦發現癌症，病患應該樂觀面對，配合治療重新啟動免疫系統，往往可與癌症和平共存，進而讓癌症像高血壓、中風、糖尿病一樣成為慢性病；他也提醒，醫師在治療時，應該重視病患生活品質，同時也應認真看待患者個人差異以及加強「治療病人而非治療疾病」的觀念。

資訊知易通

認識肺癌

肺癌主要可分為小細胞肺癌、非小細胞肺癌和其他肺癌三大類。其中，小細胞肺癌約佔全部肺癌比例的10％，多半發生在男性身上，且與抽菸有極大關係；非小細胞肺癌依據腫瘤細胞型態又可分為肺腺癌、鱗狀上皮細胞癌及大細胞肺癌，約佔全部肺癌的85％。在非小細胞肺癌當中，又以女性肺腺癌的比例最高。

由於肺癌初期通常沒有症狀，因而不易診斷，一旦發現肺癌時通常都屬於後期，可手術的比例小於30％，大約80％患者會在5年內發生癌轉移，5年存活率僅有15％，因此癌轉移也成為肺癌治療的最大挑戰。

為了避免更多悲劇發生，楊泮池院長所領導的團隊長期致力於癌症轉移研究，並陸續建立「肺癌轉移模式」、發現新抑癌轉移分子－CRMP-1，以及Slug、HLJ1和neuropilin等近10個基因與癌轉移有關，在肺癌轉移治療上有了重大突破，也提供肺癌個人化醫療重要的評估平台。

張進福 政務委員
推動科技關懷傳產

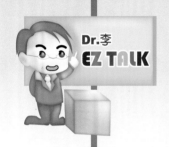

Dr.李
EZ TALK

行政院張進福政務委員從台灣大學電機系畢業後，至美國加州柏克萊大學取得電機博士學位；曾任國內一流學府台大電機系系主任、電機所所長及中央大學教務長，亦曾於921地震隔年接任暨南大學校長，並擔任「電信國家型科技」計畫第二期總主持人，在學術研究上的表現相當傑出，多次被從學術界借將，參與國家科技政策的擬定。

被延攬入閣後，致力於推動台灣科技產業發展的同時，不忘關懷傳統產業以及台灣生活環境，可謂是一位兼具科技學識與人文關懷的傑出學者。

大師Profile

現職：行政院政務委員

學歷：台灣大學電機工程學系學士、柏克萊加州大學電機工程及資訊科學系博士

經歷：台灣大學電機系主任、機電所所長；教育部科技顧問室主任，國立中央大學教授兼教務長、行政院國家科學委員會副主任委員、國立暨南國際大學校長，美國電機電子工程學會工程院士（IEEE Fellow）

得獎：五度獲得國科會傑出獎、教育部學術獎

教育與科技發展推手

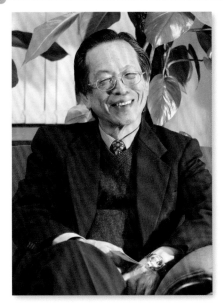

921後接任暨大校長

行政院政務委員張進福是一位知名的電機工程學者,曾出任國科會副主委,台大電機系主任、中央大學教務長,為國內作育英才無數,在國內外電機工程界亦享有極高知名度。

從事教育多年,張政委最為人津津樂道的事莫過於2000年時接任當時只有4,000名學生的暨南大學校長一職。當時位於埔里小鎮的暨南大學剛經歷

921大地震,雖然硬體復建逐漸完工,但學校內在傷痕仍多;加上為新設立學校,整體而言尚有許多建設需要努力。張政委擔任暨南大學校長約七年半的時間裡,持續積極奔走,不僅為學校蓋了多棟大樓,同時也樹立「關懷、開闊、創新、進步」的核心價值,替這所受創的新學校穩住腳步,並成功獲得教育部教學卓越計畫的補助。

主持「電信國家型科技計畫」

由於曾經在國科會從事研究工作,張政委認為學術研究是大學教師不能放棄的一塊最後土地,因此他積極鼓吹暨南大學的教師進行研究。他表示:「研究工作利人利己,一定要努力去投入不能放棄。」他個人在任職

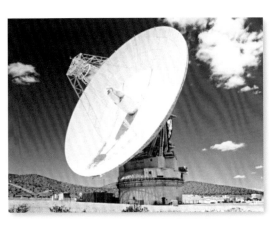

暨南大學校長期間，也擔任「電信國家型科技計畫」第二期總主持人，協助整合政府各部會資源，進行電信科技前瞻性研發，帶動台灣通訊產業近5年平均成長率超過20％，成功建立台灣WIMAX產業在全球的知名度，同時培育國內眾多資通訊相關人才。

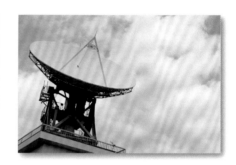

科技EZ Learn

電信國家型科技計畫

電信國家型科技計畫自1998年展開第一期至2009年，為期約10年。期間有效整合產官學各界資源，凝聚部會、學校、研究機構及廠商共識，養成技術研發、產業環境推動及人才培育等。根據工研院產經中心統計資料顯示，2008年台灣通訊產業產值為新台幣1.03兆元，正式躍升為我國新兆元產業。

此計畫發展重點在於「無線通訊」、「寬頻網際網路」、「應用與服務」三大領域，其中「無線通訊」除了掌握第三代行動通訊 (3G) 的手機技術與關鍵零組件、朝向建立B3G多模整合服務環境發展外，更以發展4G系統為目標，希望創造自有的關鍵性智財。

「寬頻網際網路」是以建立都會型寬頻網路技術為主，發展Gigabit Ethernet (GE)及DWDM技術，使接取網路速率比目前一般ADSL提升100倍至1000倍的水準，最終目標是將我國的網路產品升級到電信級的水準，並且建立從網路元件到系統的上下游產業鏈雛型。

「應用與服務」則是進行與無線通訊和寬頻網際網路的垂直分工，建立完整電信服務系統技術，提供安全網路環境及應用服務實驗網路，以建構完善的電信應用平台及家庭網路，規劃在寬頻網路、無線通訊、數位視訊網路、家庭網路等示範應用，提昇應用服務產業之競爭力，帶動相關知識型產業經濟活動。

推動智慧台灣與智慧小鎮

看到都市以外的小鎮需求

小鎮的任教經驗也讓張政委看到都市以外的需求，並格外關懷傳統產業的發展，他認為台灣絕對不能棄守傳統產業，而是應該應用資通訊優勢，提升傳產的競爭力。他指出：「面對全球化的挑戰，如何利用高科技提升生活品質已經成為先進國家推動科技政策的主要課題，而台灣過去在電子資訊方面有非常好的成績，也是國家競爭力非常紮實的部分，因此，應該應用目前頗具國際競爭力的資通訊產業，就是所謂的ICT，為國內傳統產業創造第二春，並帶來創新的價值。」

從學術界被延攬入閣後，張政委提出結合科技與人性的「智慧台灣」與「智慧小鎮」構想。張政委指出，推動「智慧台灣」固然是兌現馬總統的競選政見，但科技的發展與人們的生活息息相關，現實當中許多產品、系統都是科技智慧的表現。

以國人最熟悉的便利商店為例，智慧型科技可以讓便利商店隨著客人多寡，自動調節溫度；辦公大樓也可配合節能減碳原則，每天暫停運轉空調幾分鐘，而不讓人們覺得燥熱；又比如，智慧型大樓也會為資訊科技的關係而更讓人們的生活更為便利，不管是大樓內的門禁管制或空調，都因為智慧型科技而有所改變。

科技人不能停止想像

同樣的道理，「智慧小鎮」的施行可應用資通訊技術，結合無線寬頻讓鄉鎮文化、觀光、休閒資訊上網，這對學校教育和吸引觀光客都非常有幫助。張政委表示：「推動『智慧小鎮』的最主要目的就是希望豐厚一個小鎮的內涵，幫助小鎮找到新的春天。」然而他也提醒，雖然科技可以逐步改善生活環境、提昇工作效能，卻不能解決所有的問題。

儘管如此，他仍認為科技人應該持續「想像」，他指出：「以目前人們最熟悉的網路世界為例，10多年前根本不能想像會有電子郵件，但是現在不管旅行到哪裡、哪個角落，都可以透過web mail去檢查電子信件，因為當技術成熟的時候，應用就會隨之而來。因此在技術成熟的過程當中，我們必須不斷想像其中的可能性，有時簡單的創意都會帶來極大的衝擊，這也是科技人應該努力的方向。」

帶動科技與醫療產業結合

塑造台灣為亞太健康生活典範

身居跨部會協調領導角色，並致力於擬定台灣科技政策，張政委一直期許能夠結合「科技」與「醫療」，將台灣塑造成亞太地區優質健康的生活典範。他認為，雖然目前科技對醫療提供的協助，還沒有到能夠完全取代的地步。但未來科技將深深影響醫療和照護模式。張政委表示：「終有一天，所有醫生看病都會透過電腦書寫病歷，而不須用手寫，而且越來越多醫療器材因為電子科技進步而變得微小化，讓許多檢查變得更為容易。」

他也提到遠距醫療的願景，「遠距醫療目前著重的是遠距照護的部分，對於一些偏遠地區或慢性病患者，可以透過網路每天直接送資料到醫院，而不需要到醫院看門診，醫生也可在線上告訴病人注意事項。這樣的遠距居家照護系統，可以大大地減輕病人往返醫院之苦，也可以減少健保的支出，這是最立即的貢獻。」至於遠距的醫療、偏遠地區如果有疾病的病人，也可透過科技進行醫療，甚至藉由遠端醫生的指導進行手術，不過這部分因為牽涉法律規範問題，目前仍在討論階段。

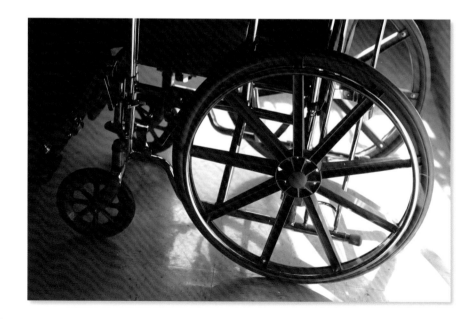

對症下藥帶動生技起飛

發展科技兼顧環境關懷

面對生化科技產業起飛時代來臨，張政委表示，台灣的生物科技產業並非今天才開始提倡，政府已經花了20多年的時間，並且在上游部分投資不少，然而各界總是覺得生技產業起飛的速度不是那麼樣地快，因此行政院科技顧問組也透過「行政院生技產業諮議委員會」的平台，希望找出關鍵的問題。「台灣生技產業的機會在傳統農業、生技製藥以及醫療器材三大區塊，而且中研院、國衛院、工研院、大學等都有相當傑出的研究成果，加上台灣有優異的臨床試驗，因此生技產業發展被大家看好；過去我們較少著重生技研發鏈中游的轉譯研究，未來政府將配合開發基金與民間投資，努力開創適合台灣的製藥與醫療器材產業發展環境。」

張政委強調，台灣曾經被外國人稱為「福爾摩莎美麗之島」，台灣也被國際視為高科技的重鎮。921大地震停電那幾天甚至引起世界恐慌，擔心半導體會有斷貨危機，表示台灣的科技產業已經受到國際肯定和重視；在此實力與利基下，對於發展生技產業將有絕大優勢。他也提醒，發展科技產業必須兼顧環境，在顧慮經濟發展需要的同時，也要回過頭來反省我們是否友善對待居住環境，「科技是台灣的核心實力，但我們必須珍惜、重視上天賜予的珍貴資源，以及先人孕育的豐富人文，才能讓台灣更美好、更適合居住。」

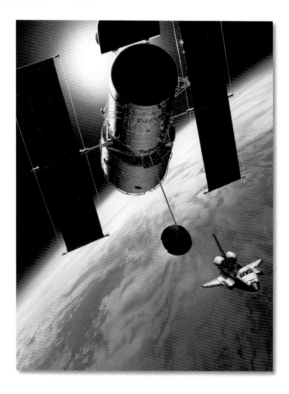

PART7
生醫新展望

台灣生技產業宛如一顆璀璨鑽石，
不僅擁有優質的研發與生產環境，
尊重及保護智財權的態度，
同時擁有堅強的ICT實力作為後盾。
為迎接生技產業起飛時代的來臨，
政府正式啟動「台灣生技起飛鑽石行動方案」，
未來將結合生物科技、醫療照護、精緻農業等產業能量，
在國內外專家、學者、業者群策群力之下，
帶動生技產業起飛，為生技領域開創新局。

六大新興產業發展策略帶動台灣生技新藍海

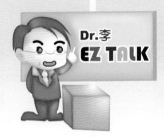

我國的半導體、面板及資通訊等科技產業在國際舞台向來佔有一席之地，但除此之外，目前台灣尚缺乏其他更具規模和潛力的新興產業。為改善產業資源過於集中、缺乏多元化發展的困境，政府積極規劃運用既有的優勢，結合新興技術的能量，推動六大新興產業的發展，希望創造下一波具有發展潛力的產業契機。

六大新興產業中，生物科技、醫療照護、精緻農業息息相關，相信透過三大方案的推動與互相提攜，將能為生技領域再次帶來新局。

六大新興產業再創奇蹟

三大方案與生技息息相關

為創造下一波產業躍昇動能，帶給民眾更好的生活環境，行政院於2009年推出六大新興產業發展方案，期望能在國際大環境不佳的情形下，提升產業競爭力，突破出口困境。六大新興產業包括生物科技、觀光旅遊、綠色能源、醫療照護、精緻農業、文化創意等項目，至2012年預期可新創1兆1,756億元產值，以及45萬人的就業機會，對整體社會與經濟可產生重大效益。

六大新興產業當中，率先通過啟動「台灣生技起飛鑽石行動方案」，該計畫的推動將可提昇我國藥品轉譯研究及醫材雛形品開發能量，完善藥物研發鏈基磐，促進上游研發成果商業化；強化審查效率，推動法規協合化，以類共同市場概念，擴大我國醫藥品市場；提供生技整合育成服務平台，引進專業人才，協助研發成果產業化；同時預期在啟動10年後，生技園區與聚落將逐漸成形；生技產業整體產值將在5年內（至2013年）倍增，並盡快成為兆元產業，帶動生技產業民間投資金額每年至少540億元。

另外，在六大新興產業中的「健康照護升值白金方案」及「精緻農業健康卓越方案」也與生物科技領域密切相關，未來三項方案將互相提攜，共同發展生醫健康科技產業，引領相關產業邁向新局。

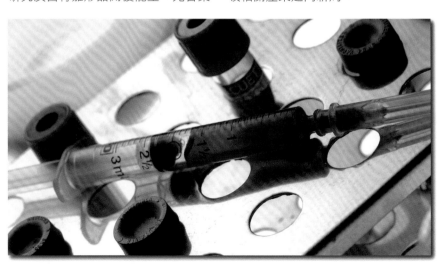

生技起飛鑽石行動方案
台灣生技產業起飛

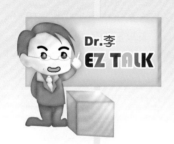

Dr.李
EZ TALK

　　我國生技產業在政府積極推動下，建構了優質的研究及醫療體系，健全的研發、生產環境，同時具有尊重及保護智財權等諸多優勢，在亞洲生醫社群當中佔有舉足輕重的地位。

　　2009年3月26日，行政院宣布啟動「台灣生技起飛鑽石行動方案」，600億元生技創投基金大舉進場，形同正式宣告：生醫產業將繼IT產業之後成為下一個重點發展產業，更將成為另一個璀璨如鑽石般的兆元產業！

建構優質生技發展環境

推動生技發展

為協助生技醫療產業生根、提升生技研發實力，1995年行政院頒訂「加強生物技術產業推動方案」，由各部會積極推動生技產業發展，包括健全法令規章、推動重點計畫、鼓勵民間企業投入研究發展、技術移轉、加強人才培訓、促進投資與國際合作、建立業者溝通平台、建構生技聚落及建置週邊體系等，以落實推動生技產業發展的決心。

近年，政府更積極建構國內臨床試驗環境，鼓勵醫療院所參與、承接跨國多中心的大型臨床試驗，希望藉此厚植國內生醫研發能量與國際競爭力，成為推動生技產業發展的動力，以帶動生技醫療產業的深耕與生根，創造更多高質化人才的就業機會。

結合電子產業與生技人才

綜觀2008年，全球製藥市場規模達7700多億美元，醫療器材市場規模約2100億美元，亞洲地區可說是其中高度成長的新興市場，而我國目前醫材產業的產值占全球的1%、製藥不及0.5%，發展空間仍大。國內醫療器材廠商以製造居家消費型醫材居多，醫院使用的高階儀器則少有廠商投入，但我國的半導體、面板，以及資通訊產業在全球具有舉足輕重的地位，如果能結合我國優越的電子資訊及通訊的實力，未來有機會在醫材產

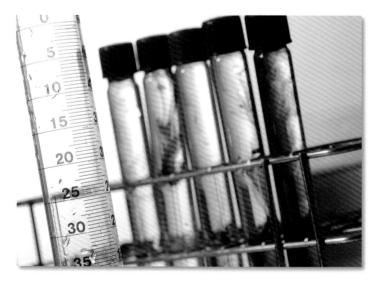

生醫新展望

業方面有所突破。

　　每年民間投資在生技產業上的資金約200多億元，政府在2000年~2008年中，總計投入1000多億元經費支持生技醫療產業的發展，約佔總研發經費的20%；在生技相關人才的培育上近年來也有顯著的成長，自1999年~2008年，生技相關的系所從39個系所成長至160個系所，而根據統計，2008年，生技相關系所的畢業生達5萬人，其中，約1萬多人為碩、博士學歷。

醫療品質及價格具國際競爭力

　　在政府積極推動下，我國已建構優質的醫療體系與臨床研究環境，並擁有健全的研發與生產環境及高素質的醫療從業人員，且具有尊重及保護智財權等諸多優勢，因此，有極佳的機會和條件，發展成為國際生醫社群在亞洲的研發

合作夥伴。且我國的就醫環境便利，尤其醫療水準、醫療服務品質及價格都相當具有國際競爭力。

　　金融風暴來襲的同時，全球產業面臨前所未見的重大變革和挑戰，對在生技產業領域正企圖急起直追的台灣而言，正好提供了極佳機會！如今，政府正式啟動「台灣生技起飛鑽石行動方案」，積極累積學術研發成果與人才資源、建構具國際競爭力的生技醫療產業。相信隨著產官學研的積極投入，北、中、南、東地區生技聚落逐漸成形，未來我國只要確實掌握國際生技發展趨勢、強化國際聯盟交流、加速法規及智財權等方面進展，勢必能將台灣打造成生醫科技島。

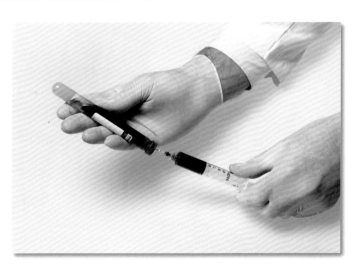

生技起飛迎向鑽石般璀璨前景

強化產業價值鏈第二棒

「生技起飛鑽石行動方案」推動的4大主軸分別是：強化產業化研發能量、成立生技創投、推動生技整合育成機制、成立台灣食品藥物管理局（TFDA）。方案推動目的在於培育創新研究人才、強化研發能量、建立有利整體產業發展的法規環境，以完善產業價值鏈的形成與串聯，並創造人民就業的機會。

方案的核心概念是期望藉由強化產業價值鏈的「第二棒」，向前銜接優質基礎研發、向後攻佔商業化契機。所謂「第一棒」指的是生技基礎研究；「第二棒」為藥品的臨床前轉譯研究，或醫療器材的雛型品開發；「第三棒」則為人體臨床試驗；「第四棒」是指上市銷售。

政府將與民間共同組成生技創投基金，以達到分階段、分攤風險的功能；籌組堅強、專業、具產業經驗的投資團隊，投資國內外高獲利潛力案源，且視時機於適當研發階段切入投資，進而帶動國內生技醫療產業的發展。

「生技起飛鑽石行動方案」四個主軸之推動重點：

一、強化產業化研發能量，
　　承接上游累積成果

藉由強化法人研究機構（如：生技中心、藥技中心、工研院、金工中心等）產業化研發的能量（包括：藥品開發的轉譯研究及醫療器材的雛型品開發），以承接國內外學研機構長期所累積的上游研究成果，並協助推進至臨床試驗階段。

二、成立生技創投基金，
　　吸引民間資金 投入生技產業

為吸引民間資金投入生技產業，規劃成立生技創投基金（Biotechnology Venture Capital, BVC），由政府與民間資金共同組成，行政院國發基金出資40％、民間投入60％。創投基金規模預計先以募集100億元出發，未來將視執行績效逐漸加碼，此外，並導入創投的營運精神，組織專業團隊，投資國內外高獲利潛力的案源。

三、推動整合型育成機制，
　　提供整體服務平台

成立生技整合育成中心（Supra Incubator Center, SIC）提供業者於生技製藥及醫材研發各階段所需的資金、法務、智財權、技術及營運等各類服務與協助；同時，搭配包括以醫材為主的新竹生醫園區、南部科學工業園區，以製藥為主的國家生技研究園區（南港）與產業聚落的建構，帶動週邊產業的發展，各個產業價值鏈

資訊知易通
補強核心能力　奠定生技產業基礎

我國長期投入生技醫藥與醫療器材的發展，上游的學研界已經累積相當可觀的研發能量，下游的醫療應用與健康服務更在全球名列前茅、居於領先的地位。

在全球的產業價值鏈中，從上游研發推展至產業化發展，最關鍵的步驟仍需要完善的轉譯研究進行橋接。就擔任第二棒轉譯技術的研發機構而言，若未能具備應有的核心能力與技術，便無法掌控上游研發成果至商業化移轉的契機。

整體審視我國在產業價值鏈中的第二棒轉譯研發能量仍有明顯的缺口，且缺乏適當的選題機制，而這也是以往執行多項生技開發計畫成效未如預期的癥結所在。

「台灣生技起飛鑽石行動方案」將透過提供生技醫療產業發展各個階段所需的資金、法務、智財權、技術及營運等各類服務與協助，建置與國際銜接的藥物法規環境（如TFDA）和產業發展環境，補強核心能力缺口，奠定生技產業基礎。

得以更緊密、有效地串連起來。

四、成立TFDA，
　　建置與國際法銜接環境

醫療產品攸關國民的健康安全，不同於一般的消費產品，須經過各國衛生主管機關的嚴格管理；藉由台灣食品藥物管理局（TFDA）的成立，建立以實證法規科學為審查標準的現代化法規機構，提升審查效率，並持續推動與國際銜接的藥政法規環境。

近年來，國際間區域法規結盟的趨勢盛行，我國積極研議國際法規協合化，以「類共同市場」的概念，進而擴大我國生技醫藥產業發展的機會。

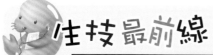

生技最前線
Phase I、II切入有利掌握智財權

台灣近年的臨床試驗件數與整體臨床試驗研究環境都逐年提升，在國際中聲譽卓越；以在台灣執行的臨床試驗件數而言，僅次於澳洲，甚至還領先日、韓、中，在亞洲地區居於領先。

不過，目前國內的臨床試驗仍以國外藥廠在台執行Phase III階段的臨床試驗占絕大多數，早期的臨床前（pre-clinical）或Phase I、II階段的臨床試驗相對較少。

Phase III臨床試驗首重大量招收試驗案源，通常以多國多中心的方式快速同步實施，並以執行臨床試驗的整體成本為競爭考量。以台灣目前所累積的臨床試驗經驗與資金運籌，要推動、主導動輒上萬人規模、耗資數億美元巨額投資的phase III臨床試驗，確實有相當高的難度；反之，早期的Phase I、II人體臨床試驗，所需的樣本數較少（通常約數10名志願者即可完成），重點在於針對研發需求、精準設計臨床試驗後，以最快、最好的方式獲得成果。

執行Phase I、II臨床試驗，不但需要具備高素質的醫療人員、病患、醫療水準與核心技術，更需具備可信賴的法規制度與智財權保護機制，才能獲得委託者（國際藥廠）的信任與青睞，而這正是我國的優勢和長期努力的方向。

因此生技起飛方案將積極強化產業價值鏈「第二棒」；未來，若能在Phase I、II，甚至在IND（Investigational New Drug, 試驗中新藥）之前或臨床前階段（Pre-clinical）即切入，將較有機會掌握智財權利，其價值和投資效益亦將增加許多，更可能獲得技術生根、厚植實力的效益。

精緻農業健康卓越方案
綠色生態產業小兵立大功

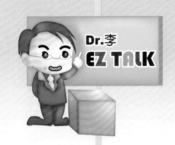

台灣農業生技已有厚實的產業基礎，除了蘭花、石斑魚培育技術於國際名列前茅，整體技術水準亦居全世界第12位，加上地理位置優越，技術研發人員水準優秀，產業前景相當看好。

六大新興產業之一的「精緻農業健康卓越方案」特別著重卓越農業的發展，未來政府將基於農業生技既有優勢，積極發展植物種苗、水產養殖、動物用疫苗、畜禽生技、生物肥料、生物農藥、分子農場等技術，同時設立農業技術媒合平台，相信有朝一日，台灣的農業生技產業將在國際大放異彩。

農業生技打造卓越科技島

精緻農業帶動技術研發

六大新興產業之一的「精緻農業健康卓越方案」與生物科技研發有密切關連，其三大主軸為健康、卓越、樂活農業。尤其在卓越農業方面，因為國內已累積有厚實的產業基礎，因此被視為帶動農產業發展的核心。

卓越農業的願景在於研發領先科技、打造卓越科技島，尤其我國蘭花和石斑魚的年產值，各約為26.5億元和38億元，石斑魚更佔全世界總產值的58％。方案推動後，將繼續發展農業生技、蘭花、石斑魚、觀賞魚、種苗、種畜禽等產業以及建構蘭花全球運籌中心，拓展石斑魚外銷市場。

卓越農業計畫也納入設置畜產、農產、水產3處創新育成中心，

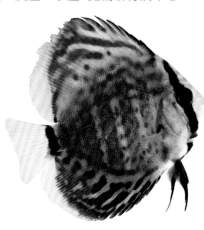

建構植物種苗、水產種苗、安全農業、分子農場、種畜禽等5種商品化平台；另外再配合中興新村設置園區成立「農業科技研究院」，並設置農業科技創新育成中心以及6座基因改造隔離田和生物安全評估設施等，以期加速上中下游的資源整合。

目前農委會「農業生物科技園區」至2009年8月底已核准67家業者，其中23家已進駐生產，總投資額達36.7億元。政府希望透過多重配套作法，帶動農業科技產值至2012年時達443億元。

觀賞魚研發屢獲世界首獎

若從世界排名來看，台灣農業技術水準居全世界第12位，且地理條件優越，加上既有的穩固基礎，農業不只單純是農業，也是綠色生態產業與服務業。為了更加強化農業生技產業發展，建構合宜的企業發展環境，促進農企業成長茁壯，農委會向來重視農業生物技術研發，行政院農委會科技處表示，我國農業生技產業涵蓋：植物種苗、水產養殖、動物用疫苗、畜禽生技、生物

肥料、生物農藥及分子農場等7項。

　　目前已經推動的案例包括「蘭花品種權分子標誌鑑定」、「觀賞螢光魚」及「家蠶生物反應器生產豬瘟疫苗」等，2008年產值為35億元，佔新興生技產業總產值226億元的15%，業者總計有123家。

　　以觀賞魚為例，台灣兼具品質與技術優勢。農委會科技處指出，全球觀賞魚貿易額約58億美元，若再含週邊產品產值則約140億美元，台灣2008年產值就約20億元，不僅水晶蝦、神仙魚曾獲世界大賽冠軍，基因轉殖觀賞螢光魚的研發也於2003年被美國《Time》雜誌評選為該年度最酷的40項發明之一。

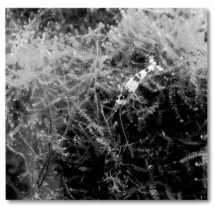

台灣水產養殖兼具優良的品質與技術。

生醫小辭典

家蠶生物反應器生產豬瘟疫苗

　　「家蠶生物反應器」是將家蠶蠶體作為生物反應器，利用牠來生產人類或動物所需的疫苗、營養物質或是生長激素，其中豬隻口蹄疫疫苗及豬瘟疫苗的「家蠶生物反應器豬瘟疫苗」是由中央研究院、農委會苗栗區農業改良場、家畜衛生試驗所、屏東農業生技園區共同合作研發。

　　值得一提的是，以家蠶作為反應器比傳統發酵槽投資設備低，而且沒有工業排放污染問題，與傳統的細胞培養相較，家蠶生產出的蛋白產量高、效率高且成本低，因此被視為台灣蠶業及生技發展的新契機。

　　2009年行政院農業委員會提供的「家蠶生物反應器」即獲選為2008台灣國際生物科技大展之星。

蘭花與石斑魚的商機

掌握世界最多蝴蝶蘭品種

台灣在植物種苗、種畜禽或水產種苗的培育上都掌握關鍵技術。農委會科技處表示，2008年台灣植物種苗年產值為150億元，出口33億元；水產種苗年產值15億元，年出口值9千萬元；種畜禽產值24億元。而且我國已建立植物品種智財權保護制度，歐、日、美、澳等國同意我國申請品種權，歐盟也同意相互採認證新品種性狀檢定報告書。

其中，蘭花的種苗研發成果最為豐碩。台灣養殖蘭花的歷史相當長，經過不斷研發新品種後，目前台灣掌握全世界最多的蝴蝶蘭品種，而且花型、花色豐富，種苗栽培成熟株時間也領先全世界，因此台灣又被稱為「蘭花王國」；從產值來看，2008年台灣蘭花種植面積約597公頃，總產值26.5億元，外銷比率達70％以上。

成功培育七星斑魚苗

石斑魚也讓台灣在世界農業生技領域嶄露頭角，目前全世界可人工培育的石斑魚有7種，台灣就成功繁殖了6種，佔全世界總產值將近6成。2009年9月農委會水產試驗所也突破育苗瓶頸，成功培育出珍貴的七星斑魚苗，奠定量產種苗的關鍵技術，並可望於1年後正式投入人工養殖。農委會表示，七星斑肉質鮮美、細嫩，但由於野生數量越來越少，加上台灣、中國市場需求不斷，水試所成功保有足量的種魚，透過採集受精卵、海水繁養殖技術，培育出健康的苗種，將為未來的石斑魚產業創造更多經濟價值。

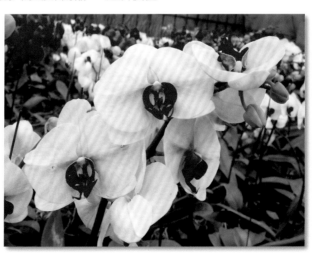

建置農業技術媒合平台

在新科技研發方面，農委會將致力於運用昆蟲、動物作為生物工廠；以人工生殖科技縮短經濟動物新品種育成時間；運用分子生物技術掌握棲息特性、透過分子標記、育種技術，選育優質健康種苗（原），同時建構台灣成為亞太種苗研發及供應中心。

農委會也將依據「精緻農業健康卓越方案」，規劃卓越農業新經營模式。未來會透過跨部會署的農業生技發展推動組織，整合各部會資源，強化關鍵技術研發。農委會表示，日後將建置國內第一個農業技術交易網、開發美容、抗老化及保健的農業生技產品市場、辦理新品種境外授權、拓展新加坡及大陸新興市場，並且每年主辦及參加國際展覽，同步辦理貿易洽談爭取商機。

農技能量超乎想像

斑馬魚成基因轉殖的動物模式

在生物科學家眼中，農漁生物技術研發的意義不只在養殖技術或產值，因為透過學術界的研究，往往可以在動物身上間接揭開人類疾病的奧妙。

長期致力於斑馬魚研究的中央研究院吳金洌特聘研究員，多年前即成功建立以斑馬魚為動物模式的基因體研究，利用研究出斑馬魚的胚胎發育探索消化道形成的相關基因分子機制，對動物肝臟與腸道形成缺陷的病理研究有相當貢獻。

吳金洌博士指出，過去的動物實驗都以齧齒類為主，但事實上斑馬魚DNA排序有70％與哺乳類接近，加上2～3月即可長為成魚，又可每週產卵、一次產卵可達200～300個；相較於懷孕期需2～3個月、一次只能生12～13隻幼鼠的老鼠，斑馬魚能提供更為大量、豐富的材料和快速的觀察期程，非常適合作為活體研究和基因轉殖研究的

材料。

　　如今以斑馬魚為動物模式的研究已越來越多，而吳金洌博士所率領的研究團隊也成功利用基因轉殖技術讓短尾斑馬魚的肝臟、腎臟發光，進而提供學界在胚胎發育、基礎醫學等先進實驗上使用。他指出：「透過螢光顯微鏡的觀察，研究者可以用肉眼直接進行動物模式的活體觀察，以便進行醫學毒體實驗篩檢，有效降低新藥開發成本。」

寒害損失可望減少

　　由於台灣位處亞熱帶，所生產魚類適應的溫度多半在攝氏15～30度之間，每當寒流來襲，水產養殖業者常會遭受重大損失。因此吳金洌博士也特別針對魚類抗寒基因進行研究，希望能透過基因轉殖減少養殖業者的損失。

　　他指出，從「臥冰求鯉」的故事可以看出鯉魚是屬於抗寒性高的魚類，可以在天寒地凍中繼續存活，但斑馬魚最適合存活的溫度是在28度左右，低於15度以下往往就會被凍死，石斑魚、海鱺、虱目魚等魚類若是遇到氣溫降至12～15度左右，也會開

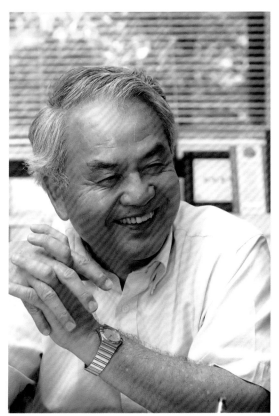

吳金洌博士的研究，成功建立斑馬魚為動物模式的基因轉殖研究。

始不吃、不動而導致死亡。

　　吳博士研究後發現，鯉魚身上有種肌酸激酶（Creatine Kinase）的酵素，當氣溫開始下降，肌酸激酶便會啟動代謝補償機制，提供鯉魚運動所需的能量，以對抗寒冷的天氣。揭開此一奧妙後，他利用轉殖基因技術，將肌酸激酶酵素殖入斑馬魚身上，結果發現過去無法承受氣溫15度以下的斑馬魚，竟能夠在溫度降到12～13度時仍能維持正常游泳。此一發現，證明基因轉殖功能將可能幫助魚類突破寒、溫、熱帶的環境限制，對四面環海的台灣來說，將可為養殖業者帶來突破性的革命。

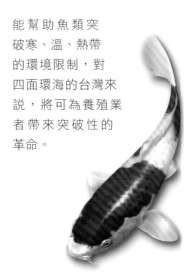

生醫小辭典

基因轉殖

　　所謂基因轉殖，是指透過注射等方法，將外來的基因置入被實驗的動物細胞，以進行活體實驗。目前最常被用來做為基因轉殖實驗的活體包含老鼠及斑馬魚等。坊間水族館內常見到的螢光魚，也是利用基因轉殖，將螢光基因植入魚體內所呈現的效果。

　　吳金洌博士以斑馬魚進行肝臟與腸道病理研究，即是在顯微鏡底下，利用極為細小的針頭將設定好的肝臟，和腸道DNA接上螢光蛋白後，分別送入斑馬魚交配而未分裂的受精卵，再觀察螢光肝臟、腸道在新誕生的轉殖魚身上的發育情形和表現方式。

專家建議

卓越農業的未來

　　台灣素有多元化農業基礎，有世界級的蘭花產業、大眾頂級的農畜魚產、還有傳統農業文化。農業產值雖不高，但外部效果強，加上越來越精進的農業技術，台灣的農業發展豐富可期。但是在兩岸頻密交流後，台灣人才、技術快速轉移至中國，成為國內農業生技產業的隱憂，因此如何留住人才，加速農業生技之產業化、國際化，是不可忽視的問題。

　　由於台灣擁有深厚IT產業實力，因此吳金列博士提醒未來農業可與光電產業進行異業整合。以蘭花為例，台灣長時間發展蘭花外銷產業，雖然育種技術領先世界，但標準化量產技術較弱，生產線流程多半侷限在包裝上；若能結合高科技，利用電腦控制溫濕度、抽梗速度以及銷售分級和分區的自動分類，台灣的蘭花將更具競爭力，「蘭花王國」的封號也將更加穩固。

　　此外，吳博士也針對技術的轉譯提出建議，他提到如何將學界最新的研發推廣到第一線是很重要的課題，台灣在農產、水產方面的研究成果並不輸給其他國家，但可惜的是，較少著重在將學術創新技術轉化為產業技術。未來若能強化學術界、產業界、農漁民之間的連結，相信能為台灣農漁業帶來更多商機與契機。

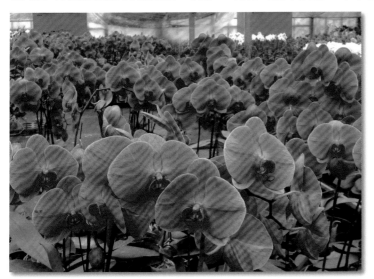

健康照護升值白金方案
因應高齡化社會的來臨

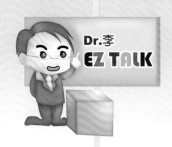

台灣已經邁入高齡化社會，醫療照護需求轉向治療與照護並重，醫療照護服務的範圍也更擴大，形成具相當市場規模及產值的新興產業；加上遠距照護需求的增加，未來的醫療照護技術、器材也必須具備遠距通訊的功能。

為提升國人生活品質，營造健康相關產業發展環境，行政院六大新興產業的第四波鎖定為「健康照護升值白金方案」，預計透過提供國人完善醫療照護服務，以及醫療效率的服務品質提升，帶動醫療產業與產值，同時新增就業機會。

人口老化 照護產業興起

高齡社會醫療費用負擔重

　　全球人口正快速老化！目前，全球68億人口中，老年人佔8%，預估到2050年，老年人將會增加到15.3億人。隨著中高齡族群增加，罹患慢性疾病人數也不斷攀升，讓各國醫療費用佔GDP（國內生產毛額）的比例逐年增加，成為高齡社會國家亟欲解決的議題。

　　行政院衛生署副署長張上淳指出，基於少子化及老化人口快速增加，醫療照護需求驟增，目前全球醫療照護有幾個重要發展趨勢：

一、過去以治療為主要重點的醫療服務，如今隨著高齡化社會來臨，轉為治療與照護並重。

二、醫療環境轉變與醫療的服務範圍擴張，造成相對人力短缺，同時醫療服務提供的範圍擴大，由醫院照護模式發展至其他照護模式，如居家照護、社區照護等，形成具相當市場規模及產值的新

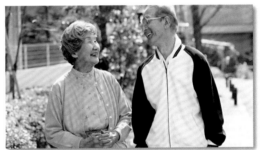

資訊知易通

高齡社會

　　國際間通常以聯合國定義，65歲以上老年人口占比7%為「高齡化社會」，若提高到14%是「高齡社會」，從14%再提高到20%以上，則被稱「超高齡社會」。

　　台灣在1993年的老年人口比率已達7%，屬於「高齡化社會」，預估到2017年，台灣老年人口將超過14%，我國將邁入「高齡社會」。

　　值得注意的是，由「高齡化社會」進入「高齡社會」，預估台灣將歷時約24年，人口高齡化的速度為全世界第二快，僅次於日本。

興產業。

三、資訊科技（電子化、數位化、無紙化）對傳統醫療照護模式產生莫大衝擊，各式醫療技術、儀器的創新，提升醫療照護的能力，也帶動醫療費用支出增加。

台灣人口高齡化速度世界第二

張副署長指出，台灣於1993年正式進入聯合國界定的高齡社會，亦即65歲以上老年人口占總人口比例達到7%，內政部2008年的統計數據也顯示，台灣65歲以上老人人口比例已達10.43%，估計2017年將邁向14%，2025年甚至會高達20%；而2008年的出生率只有8.64%，是全球最低。面對人口不斷老化，新生人口不足的狀況，台灣必須朝向全球醫療照護發展轉型，才能因應人口急速老化所帶來的社會問題，同時提供老人及慢性病患者更好的照護服務。

各國積極投入照護產業

為解決人口老化衍生的種種問題，建構優質醫療系統、提昇人民醫療照護品質相對成為各國政府的一種軟性公共建設，如目前最大的醫療消費市場－美國，預計在未來10年投入6,340億美元預算推動健康照護政策改革；而未來最大潛力市場－中國，也從2009年4月開始的3年內，投資8,500億人民幣進行連串醫改方案。從中不難發現，擴大醫療照護已是中美政府的重要方向，透過醫療建設，在短期能創造就業機會，並刺激經濟活絡，長期也能照顧國民健康，減少醫療浪費，同時創造新一波醫療照護市場的商機。

台灣照護產業具優勢競爭力

有鑑於此，我國於2009年4月30日行政院院會通過「健康照護升值白金方案」納入六大新興產業旗艦計畫之一，自2009年起4年之內，將增加投資864億元發展健康照護產業。張副署長表示，根據資策會MIC預估，

2015年全球健康照護產業的產值，將達5,970億美元，而台灣的健康照護產業產值，亦可達180億美元，推動健康管理產業發展已成為國家發展重大政策。

而相較他國，台灣在健康產業的發展上，具有「醫療體系健全，就醫方便與效率高」、「醫療水準高、服務品質好，但費用較歐、美、日等國家低廉」、「醫療資訊與技術先進」等優勢。

張副署長進一步說明，依據2007年瑞士洛桑國際管理學院所作的「世界競爭力評比」數據顯示，台灣醫療保健基礎建設被評為全世界第13名；而2008年英國經濟學人智庫（EIU）針對全球產業競爭力進行評比，台灣IT產業競爭力為全球第2名，僅次於美國；2009年4月16日，美國公共電視網（PBS）「Sick Around the World」專輯，將美國的健康照護制度與英國、德國、瑞士、日本、台灣等國作比較，台灣與世界先進國家並列。這些數據證明台灣健康照護網絡深獲國際肯定，在醫療照護產業的發展上具備潛力和競爭力。

資訊知易通

PBS -「Sick Around the World」專輯

2008年美國總統大選，健保再度成為主要的選舉議題之一，為了提供美國人參考，美國公共電視網（Public Broadcasting Service, PBS）製作群特別製作了「Sick Around the World」專輯，深入報導台灣、英國、德國、瑞士和日本等5個國家的醫療保險與健保制度。

其中，有關台灣健康照護服務的內容，除了讚許我國提供西醫、牙醫、中醫及精神疾病照護服務外，IC卡的使用、民眾就醫醫療費用自動支付給醫療院所、醫療照護費用不及美國一半等優勢，都成為探討的重點。這次的報導不僅使台灣有機會與其他先進國家並列，亦使我國備受國際注目。

打造台灣醫療產業版圖

強化醫療與長期照護

「健康照護升值白金方案」將醫療產業以「一三七」進行策略規劃，亦即一個白金方案、三大主軸產業、七項體系強化，做為整體策略執行準則。張副署長指出，第一主軸「服務產業」分為「醫療照護」、「長期照護」兩項體系強化方案。

「醫療照護」在促進醫療資源合理分佈，拉近城鄉差距，具體方針包括實施第六期醫療網計畫，建立以「全人照護」及「以病人為中心」主題的衛生醫療體系、修正及增加全民健保各項服務效率，如優先照顧急、重症醫療弱勢族群，解決民眾就醫經濟困難，以及提升偏遠地區醫療品質等。

「長期照護體系」主要是透過居家、社區及機構式服務提供民眾整合性的照護，藉由開辦多元化的長期照護保險機制，減低照護的經濟障礙，同時引進民間資源，活絡周邊產業。張副署長強調，長期照護體系預計投入518.58億元，包括投資195.15億元規劃長期照護，長期照護保險投入323.43億元。推估長期照護計劃在2012年將創造1,042億元產值，新增就業人口11.5萬人。

資訊知易通

第六期醫療網計畫

「第六期醫療網計畫」亦即「新世代健康領航計畫」，實施期程自2009年至2012年。

這項計畫主要是依人口結構和疾病型態變化情形，以生活圈作為概念，考量人文狀況、交通動線、人口數及面積，適度結合行政區域，建構一個具醫療與公共衛生服務雙重功能，在地化、綜合性、連續性之健康安全體系，並與醫療保健相關產業資源連結，讓照護的人力、服務的品質、健康的產出與相關的產業，彼此貫聯，相互加值，提高醫療服務效率，落實國人健康照護。預計西元2012年，達成改革醫事人力培育制度、創造健康照護加值、促進全國民眾健康、帶動健康產業發展等項目標。

智慧醫療未來趨勢

　　第二主軸「加值產業」主打「養生保健服務」、「智慧醫療服務」、「醫療服務國際化」及「國家衛生安全」四項策略。

　　「養生保健服務」主要在發展國人健康管理的概念，提升國人投資健康意識，並帶動民間資源投入。張副署長指出，養生保健將隨老齡人口的增加，產值日益增高，政府將由補助預防保健服務，誘發養生保健產品需求，鼓勵民間投資，在2012年時，讓照護服務、保健食品產業達到1,895億元，成人健檢達114億元。

　　「智慧醫療服務」則是「健康照護升值白金方案」的最大特色，希望透過資訊科技整合，打破資源地域時空限制，加速病患醫療診斷判讀，推動遠距健康照護模式。同時，政府將在四年內

投入近14億元，推動電子病歷、健康資料庫、遠距照護、檢驗報告、醫療影像和改善健保ＩＣ卡，並在二年內建立影像交換中心，五年內全面數位化。

　　張副署長強調，從醫療診斷判讀、病人健康資料管理、服務業者所提供的醫療照護服務，以及之後的追蹤照護，每一環節都需要資訊科技輔助。換句話說，在發展整體醫療照護服務體系的過程中，勢必要整合資訊科技，建構智慧型照護服務模式，才能打破資源地域時空限制，加速病患診療決策時間，提昇醫療品質，減少醫療資源浪費。而這其中，又以電子病歷的推動最為迫切。

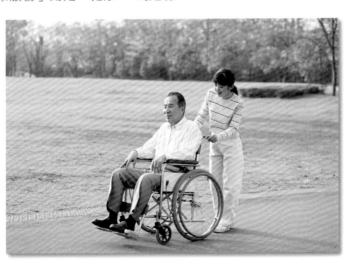

電子病歷 避免資源浪費

工程浩大　諸多問題待解決

實施電子病歷具有簡化醫務行政作業流程，減少重複檢驗、檢查與用藥等醫療資源的浪費，以及提升醫療品質與病人安全等多項優點。我國早於2004年4月28日完成「醫療法」第69條修正，明確賦予電子病歷法律地位，但目前醫療院所的電子病歷發展程度並不高。究其原因，行政院科技顧問組生技小組研究員張音博士說，主要在於醫療院所實施電子病歷及病歷互通誘因不足、醫療院所資訊化及病歷電子化程度有待提升、醫療院所缺乏資訊人力、經費及成功典範可學習及尚無完善的院際電子病歷互通機制等。

張博士進一步說明，電子病歷事涉全國醫療體系的資訊系統整合、升級及病歷交換，工程浩大，尤其每家醫療院所制定與使用的電子病歷格式、內容不盡相同，要從不同層級的眾家醫療業者的病歷中歸類並彙整出一個公用版本，有一定的困難性，而在病歷資料上傳過程中如何做到保密、避免被篡改等安全問題，事涉民眾權益，更是輕忽不得。

優惠措施加速電子病歷推行

為此，政府除積極制訂電子病歷公用版本、研擬各項優惠措施，提高各醫療院所主動實施電子病歷意願、並在相關法規上加強保護病患隱私之外，行政院經濟建設委員會也於2009年10月12日通過衛生署「加速辦理智慧醫療照護計畫」中，新增「加速醫療院所實施電子病歷系統」子計畫，自民國2010年至2012年，將補助個別醫院發展醫療作業資訊化及病歷電子化，總計將投入60億經費加速國內電子病歷系統的發展；預計至2012年時，全台醫院實施電子病歷比例，要達80%、400家；2012年預計全台診所實施比例達7成，約1萬4千家。可提供跨院查詢電子病歷

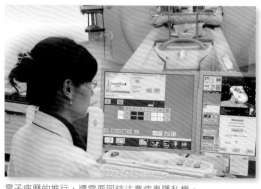

電子病歷的推行，還需要同時注意病患隱私權。

的醫院比例，則要達至少6成，約300家。

此外，張博士説，透過這項計畫的推動，3年後民眾到醫院看病，8成醫院、7成診所都可提供電子病歷，可縮減看病等候時間；此外，6成醫院可提供跨院電子病歷查詢，將可避免重複檢查，節省醫療資源，預估每年可省下100億元以上的健保支出。且一旦電子病歷實施普及，未來病人可在任一家醫院，透過健保IC卡，在病人同意及醫師授權下，就可完整取得病人過去的病史資料，提供連續性照護。

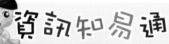

資訊知易通

電子病歷

電子病歷是指存在於資訊系統之內的電子化病歷紀錄，記載包括民眾的病史、用藥紀錄、身體檢驗、及醫學影像等資訊。除了可提供醫師完整而正確的資料，並具有提醒和警告醫師於臨床上應注意的事項，且可與醫學知識與其他輔助系統相連結。

美國是電子病歷發展最早的國家，多種不同的醫療體系、支付制度蓬勃發展，相關法令、制度、標準及電腦技術可謂最完整，因此，我國許多法規、制度均學自美國，電子病歷的環境亦然。

美國電子病歷協（Computer-based Patient Record Institute，CPRI）將電子病歷的發展分為五個階段：

第一階段：自動化病歷（Automated Medical Record）階段

第二階段：電腦化病歷（Computer-ized Medical Record）階段

第三階段：醫療提供者為主的電子病歷系統（Provider-based Electronic Medical Record）階段

第四階段：電子病患紀錄（Electronic Patient Record）階段

第五階段：電子健康紀錄（Electro-nic Health Record）階段。

目前，我國各醫院電子病歷的實施多處於第三階段。

國際醫療與國家衛生安全

發揮強項 吸引國際病患

「加值產業」中的「醫療服務國際化」策略，希望打造台灣醫療服務品牌，提升國際形象與能見度，並推動醫療與觀光等產業異業結盟，開拓醫療觀光。張副署長指出，台灣的醫療技術與服務品質，在亞洲國家中名列前茅，其中器官移植、心臟手術、癌症治療、美容整型、健檢設備等科目，更具有世界級水準，但醫療費用僅美國的2成左右，與歐洲相較價差更大，這些優勢足以吸引國際人士來台尋求醫療服務。

而以台灣的醫療技術及語言優勢，若積極且成功打造精緻醫療，在兩岸觀光開放下，更有機會成為陸客出國就醫首選地。且新竹生醫園區設立後，國內專業醫療專區成形，國際醫療服務亦可成為該園區考量發展的方向。

張副署長說，目前台灣所欠缺的是行銷和通路，未來政府將結合各部會一起來推動國際醫療，預計投入17億元，讓產值達220億元，醫療觀光人數占總觀光人數10%。此外，政府並已建立大陸人士來台就醫常態化機制、簡化外國人來台就醫的入境申請程序，以及協助和國際保險業者、醫療機構建立「轉介」通路，藉此吸引大陸人民及國外人士跨海來台尋求國際醫療。

研發生產疫苗與血液製劑

「加值產業」的另一項策略「國家衛生安全」則在確保疫苗、管制藥品及血液製劑的安全、品質與供應自給自足。張上淳副署長表示，除了管制藥品屬

於自償性投資之外，包括血液製劑、流感疫苗、血清疫苗等，政府都將透過政策鼓勵民間投資意願，預計2012年時，管制藥品市場達5.18億元、血液製劑19億元、流感疫苗26億元、血清疫苗13.76億元。張副署長強調，台灣在血液製劑、疫苗的研發上一直處於落後狀態，直到2009年國光疫苗研發成功，才交出成績。而繼國光疫苗後，政府積極推動腸病毒71型疫苗商品化上市，希望為國內疫苗產業的發展帶來轉機，預定腸病毒71型疫苗將在2010年進入第一期臨床實驗。

健康照護政策帶動就業市場

健康照護第三主軸為「製造產業」，重點為健全生技醫藥產業，其實質內容將由六大新興產業之一的「生技起飛鑽石行動方案」落實推動。張副署長強調，「健康照護升值白金方案」在總體的預期效益上，政府預計在4年中增加投資864億元，營造健全的醫療環境，讓醫療產業在2012年整體產值增加3,464億元。而重要的遠景是此產業可增加31萬人就業機會，帶動全民就業市場，提供全民一個優質健康生活環境，營造健康相關產業發展環境，進而奠定台灣醫療產業全球版圖。

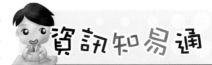

資訊知易通

大陸人士來台就醫常態化

為配合衛生署推動「醫療服務國際化」，內政部修正「大陸地區人民進入台灣地區許可辦法」，放寬大陸人士來台就醫限制。

過去必須申請許可才能來台就醫的中國大陸人士，只要符合中央衛生主管機關公告項目，即得以在台接受醫療服務，包括肝臟移植、顱顏手術、心血管外科、人工生殖、關節置換手術等五大項目疾病，即可申請來台就醫三個月，必要時得延期兩個月且不限次數，還可攜帶兩名大陸家屬和兩名大陸醫療人員隨行。

這項新規定已於2009年6月10日開始實施。

擘劃生技策略
專家群策群力為台灣把脈

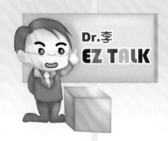

Dr.李
EZ TALK

　　在全球競相投入生技產業之際，亞洲市場被視為兵家必爭之地，台灣若想於高度競爭的環境中脫穎而出，亟需透過政府資源和政策的引導，以建構有利於產業發展的環境。

　　為結合產官學研的能量、吸取各界寶貴的經驗與意見，行政院科技顧問組自2005年起召開「行政院生技產業策略諮議委員會議」（BTC），期望透過與會專家學者的觀察與建議，規劃適合台灣生技產業發展的策略，加速推動我國生技產業的發展，使台灣生技產業更蓬勃地成長。

BTC為生技產業把脈

結合產官學研的經驗與能量

我國生技產業上游已累積充沛的研發成果，但若從研發至商品化等關鍵環節來看，上、中、下游價值鏈仍未順利串聯，研發投入未能與產業有效互動合作，以致無法創造出具體產值，而錯失不少商機。

如何補足生技產業研發鏈缺口，進行更有效的產業化推動呢？政府定期召開「行政院生技產業策略諮議委員會議」（Bio Taiwan Committee, BTC），邀請國內外諮詢委員及專家學者共同為台灣生技產業把脈，同時配合「生技起飛鑽石行動方案」，於2009年BTC會議中針對「卓越產業化推手」、「推動區域生技產業合作－以中草藥產業交流為例」，及「符合產業發展之藥物審查流程」三大主題進行討論，以加

速達成2013年產值倍增的目標。

再者，政府也持續將上游學術機構累積的研發成果，導入產學研橋接機制，並將整合生技製藥與基因體醫學；自2011年開始推動「生技醫藥國家型科技計畫」，編列專案經費支持先導藥品的開發，以建立更完整的藥物研究發展體系。

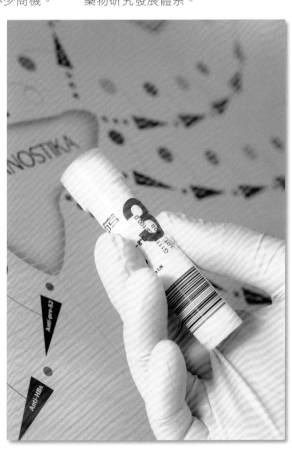

國際專家看台灣生技之一

林秋雄:TFDA的成立令人期待

2009年BTC會議中,有多位在國際生技領域成就非凡的專家學者特地由美國返國與會。其中曾任職美國聯邦食品藥物管理局(FDA)長達30多年的BTC諮詢委員林秋雄博士,對於台灣成立食品藥物管理局(TFDA)為專責中心一事,相當期待地說:「過去10年來,我和同任職FDA的陳紹琛博士最常建議的事就是台灣應該成立食品藥物管理局(TFDA),並重新制訂適合我國產業發展所需的醫藥品、醫療器材審查法規,並以科學的方式來發展生技產業;10年後,我們終於看到台灣政府正視健康醫療服務發展以及推動生技產業的決心。」

藥品和醫材檢驗應設諮詢管道

他指出,美國FDA針對藥品或醫療器材申請,會召開新藥臨床試驗申請前預審會議(pre-Investigative New Drug,pre-IND)及醫療器材臨床試驗申請前會議(pre-Investigational Device Exemption),由FDA的ODE(Office of Device Evaluation)對業者所提供的臨床試驗計畫書給予建議,使廠商能夠更加順利有效地執行臨床試驗。雖然目前台灣醫藥品查驗中心(CDE)針對藥品廠商提供類似服務,但醫療器材則尚無專責機構來協助業者。林博士認為,TFDA應

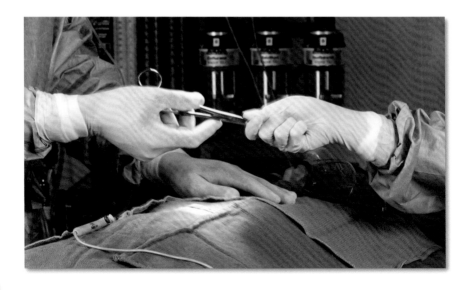

建立類似美國pre-IND與pre-IDE輔導機制，不管是在法規或臨床試驗計畫撰寫等相關議題，都能提供業者諮詢管道。

建立適合我國的醫材審查制度

林秋雄博士提到，因為高科技的帶動，高階醫療器材蓬勃發展，當前全球醫療器材市場發展已超越藥品市場。醫療器材在手術、注射、洗腎等等方面的應用已經逐漸變成一種趨勢。

「越來越多醫療器材是使用電腦控制，美國FDA也遇到越來越多複雜的醫療器材需要審查，但美國政府很快對創新技術的快速發展做出反應，除了在國會修訂相關法規以因應時代潮流，FDA也基於『安全』的基本原則擬出促進醫療器材發展與可行性的策略。」他期勉TFDA能夠建置以科學驗證為基礎的藥政體系，並重新思考適合我國產業發展所需的醫療器材審查、管理制度；他同時提醒TFDA應扮演保障全民健康的角色，以及協助我國生技產業發展，以扶植本土自有技術的模式，協助產業走向國際。

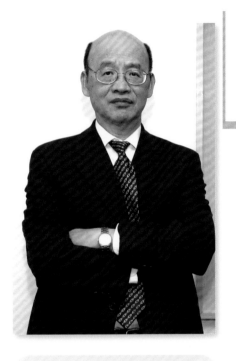

| 林秋雄博士

Lin & Associates全球醫藥技術法規顧問公司總裁，美國Georgetown大學醫學中心分子生物/藥理博士。

曾任職美國食品藥物管理局（FDA）醫療器材及輻射中心主任，為食品安全與應用營養中心資深藥理/毒理法規專家，在醫療器材、藥理、毒理方面具有豐富學識與經驗。

陳紹琛：CDE意見應具約束力

同樣任職美國FDA多年的陳紹琛博士也是BTC諮詢委員。1998年7月台灣設置財團法人醫藥品查驗中心（CDE），該中心以補助計畫方式，接受衛生署委託與督導，肩負起審查新藥品（含中草藥、生物製劑）臨床試驗計畫書與新藥查驗登記及建立國際關係的任務。

當時陳紹琛博士至台灣協助組織規劃、求才及訓練，並由醫藥品查驗中心聘為首席顧問。一路走來，陳紹琛博士為建立國內藥品審查機制付出許多心力，對醫藥品審查作業流程、組織、運作模式等相關事務亦有相當貢獻。

醫藥品查驗中心協助產業發展

推動成立台灣食品藥物管理專責機構多年，如今見到TFDA順利成立，陳博士除感到欣慰，亦建議未來的藥品審查過程中，醫藥品查驗中心的輔導意見應為TFDA承認並具約束力。他指出，醫藥品查驗中心成立後，承接藥政處委託的新藥審查逐步增加，至後來已全數受理新藥臨床試驗案與新藥查驗登記案；此外2001年配合新藥查驗登記法規鬆綁，醫藥品查驗中心已逐漸累積審查未檢附10大先進國上市證明新藥的能力。

陳紹琛博士認為：「大部分查驗中心的審查結果皆須再經藥物諮詢委員會（Advisory Committee）審議後才能確認，此流程除了對提會時效的改善造成瓶頸，審查標準也不可避免會因綜合雙方意見而偶有失之過嚴的現象。再者，醫藥品查驗中心在諮詢、審查中，對業者的要求並不具約束力，偶爾與藥物諮詢委員會出現見仁見智的不一致結果，常令廠商感到困擾。」

針對TFDA規劃成立單一醫藥物審查中心，整合衛生署與醫藥品查驗中心人員組成審查團隊，陳博士予以肯定，並期待單一窗口的審查機制建立後，能有效提升台灣新藥審查體系與法規標準，以因應未來產業發展與國際化的需要。

法規精神和科學原理是根本

陳紹琛博士也提到，台灣近年在醫藥品審查管理制度有很大的進步，若要解決目前所遭遇的問題，在競爭激烈的全球化生技製藥產業中脫穎而出，更進一步的改革勢必無法避免；但在他看來，台灣不可能也無必要完全抄襲先進國家的機構和制度，應該做的是從管理單位多年經驗中汲取教訓、釐清現代化醫藥管理制度中最重

要的法規精神和科學原理。

　　他認為台灣生技製藥法規管理制度要與國際認同的標準接軌，一定要革新、現代化，而現代化最重要的精神就如同名歷史學家黃仁宇所提的要「以數字來管理」。他表示，過去台灣經常靠粗略、不甚詳細的資訊及其他先進國審查作為批准醫藥品的依據，現在雖然慢慢進步到有能力處理複雜的數據、做精確的解讀，但未來應更加落實審查作業透明與公開、技術專業與法規權責合一、避免保守的管理官僚防範，及利益衝突的監控等基本原則。

植物藥品質標準化為首要條件

　　另外，目前國內通過審訂為生技新藥公司者，多以植物藥研發作為新藥開發的標的，不少生技公司陸續將中草藥送往美國申請臨床試驗許可，全力搶進國際醫藥市場。對此，任職美國FDA植物藥部主任的陳紹琛博士表示，儘管東方對於植物藥的療效有許多記載，但進到FDA審查程序，植物藥和其他藥品一樣，在上市前都需經過測試和品質管制。他表示：「發展植物藥最大的瓶頸在於每一批藥的產地、生產過程、品質都不同，在證明有效之前，首先要克服的就是品質

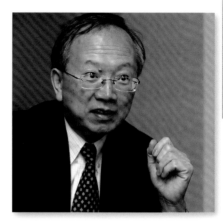

的標準化；至於療效，不能只靠口耳相傳，還是要提出明確的科學數據，才能說服審查人員。」

｜陳紹琛博士

　　美國約翰霍普金斯大學理學博士、美國邁阿密大學醫學博士，現為美國FDA藥物評鑑中心第五藥品審核處副主任、植物藥部主任。

　　曾任美國FDA心腎臟科醫官/臨床醫學組主任、美國NIH臨床醫學研究員、美國明尼蘇達州大學附設醫院小兒科住院醫師、美國耶魯大學博士後研究員，在新藥研發、臨床試驗設計及分析與藥物安全監控方面具有傑出專長。

國際專家看台灣生技之三

張有德：擁有智財權的人獲勝

另一位心繫台灣生技產業發展的BTC諮詢委員張有德博士則表示，兩岸合作與協合為台灣發展生技產業的重要環節，以醫療器材為例，過去不存在的中國市場，如今已成商機龐大、各國積極想要前往插旗的地方。但他也提醒，中國幅員廣大，各地市場屬性不同，例如適合北京的商業模式，不一定適用於上海或重慶，前往投資前應有相當的了解。

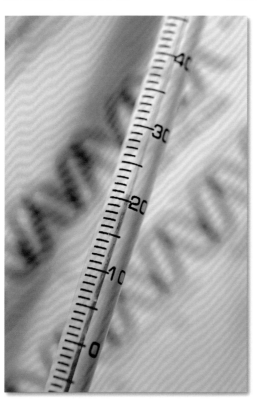

張有德博士同時提到，中國大陸對於醫療器材檢驗的法規相當繁瑣，若非透過當地認證機構，很難取得醫療產品認證；至於影響商機甚鉅的智財權問題，雖說中國已經制訂並實施智財權相關法規，但整體而言，國際對中國在智財權上的把關仍不具信心。這雖然會打擊研發者的士氣，但並不表示台灣業者應該全然放棄，反之更應去思考如何研發更具價值和產值的醫療產品。

他也提到在生產醫療器材的過程當中，有人提出創意、有人從事生產、有人進行銷售，而賺最多錢的往往是提供創意、擁有智財權的人。他說：「台灣的能量很大，但多半的時間都在思考生產的問題，而忽略了智財權的重要性。」

希望看到台灣生技品牌

一直以來，張有德博士抱持的願景就是希望台灣在生技的某一個領域，能成為世界肯定的一個「品牌」，有天能夠看到「conceived in Taiwan, developed in

Taiwan」的生技產業。

2007年，張有德博士參與國內財團法人國家實驗研究院與美國加州史丹佛大學醫學院簽訂的合作計畫，促成國家遴選台灣跨領域菁英到史丹佛大學醫學院接受創業訓練，為新竹生醫園區培育生技創業人才，建立台灣生技產業向前邁開大步發展的重大里程碑。張博士說：「台灣人很會做事、也很會解題目，但一遇到要思考核心問題時，就愣住了。」曾有接受史丹佛研究計畫的學員請他給予創業方面的建議，他的回答是：「你們必須自己去冒險，去找出答案。」

掌握時機考驗智慧

張有德博士認為，台灣人太習慣想要「立即的答案」，經常在問哪個產品最好？哪個行業最有機會？卻忽略長遠地去看待產業的發展。他也提到發展生技產業必需要有遠見，「當一輛列車開來的時候，我們究竟是要在車門敞開的時候上車？還是要等到車門已經快要關了，才匆匆忙忙上車呢？」張博士沒有正面給予答案，因為他認為從事生技創投的人必須要有智慧去判斷時局和情勢。

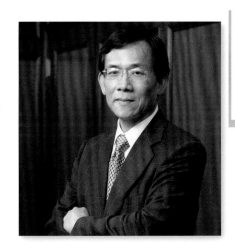

| 張有德博士

留美多年是醫療器材領域的創業家與創投專家。畢業於新竹清華大學材料系、美國猶他州大學材料博士。

曾於醫療器材公司Deseret Medical（該公司主要從事心導管、心電圖電極及一般手術用手套的研究）任職，並在休士頓的醫療器材公司Mallinckrodt 公司擔任專案經理人，從事治療心臟病心導管器材的研究；曾任CVIS 研究部門副總裁，從事血管內超音波的器材研究，研發出多項專利產品。目前是北加州帕拉阿圖市著名的The Vertical Group 共同合夥人。

國際專家看台灣生技之四

許照惠：成功不一定要100％擁有

美國知名藥廠IVAX創辦人之一的許照惠博士也以諮詢委員身份返回台灣參與2009年BTC會議。長期致力於生技醫藥產業，並被媒體喻為「全球藥界女王」，許博士擁有豐富的藥品產業經營經驗，對台灣生技產業發展亦相當關心。她認為，「台灣生技起飛鑽石行動方案」是政府多年來策劃生技產業發展最具體的方案，TFDA的成立也展現出政府對於醫藥品及器材審查機制的重視，及對人民福祉與生活品質的重視。

在學名藥界已闖蕩出一片天的許照惠博士分享多年經驗和心得，「研發藥品是一條漫長的路，失敗的次數總是比成功的次數來得多，因此從事製藥的人一定要能夠挺得過『失敗』，還要具備超越常人的耐心和毅力。」她說自己之所以今日能夠小有成就，最重要的是因為自己有「騾子」脾氣，研發、生產藥品時，一定先說服自己「一定會成功」，然後持續堅持，直到事情真的成功為止。

她提到，走向醫藥品研發之路，除了堅持，更重要的是要熟悉相關法規。當初她和前夫、猶太友人共同創辦IVAX，主要就是掌握美國國會剛通過「藥物競價及專利權恢復法案」，開放學名藥上市。她提醒想要踏進學名藥研製者，要隨時掌握專利已經或即將到期的學名藥種類，隨時跟上政府頒佈的法令與市場脈動。

許照惠博士也強調：「其實，成功不一定要100％擁有。」她指出製藥產業需要有雄厚的資金撐過漫長的研發期以及可能面對的漫長訴訟，而且需要有熟稔不同國家藥品專利法律的人才等，透過各種能量的匯集，才能打贏這一場的勝仗。「但是台灣目前仍欠缺『有利共享』的觀念，總擔心別人會分走自己的利益，往往也因此錯失許多機會。」

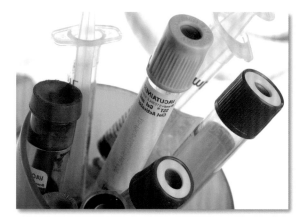

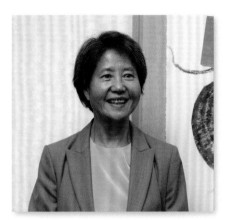

| 許照惠博士

彰化二水人，台大藥學系畢業後留學美國，並獲得美國伊利諾大學藥物化學博士學位。曾任Innotech Lab創辦人暨董事長、IVAX創辦人暨副董事長；亦曾率領IVAX成為全球第二大學名藥廠，後以74億美元售給全球第一大學名藥廠Teva。

經常默默捐款回饋鄉里及母校，88水災特別成立「國立臺灣大學校友許照惠博士捐贈賑災急難基金」，幫助台大88災區學子可以安心就學；另也曾捐贈3.5億元供台大在竹北分部興建產學合作研發大樓，對醫藥教育的支持不遺餘力。

生醫小辭典
學名藥

學名藥（Generic），即為專利過期的藥品，當藥品專利期限屆滿，其他藥商可以製造出相同化學成分的藥物，並在進行生物相等臨床試驗後上市；由於學名藥價格相較專利藥便宜，因此開放學名藥上市，又被視為幫助窮人的一項措施。

由於美國總統歐巴馬主張「生技學名藥」（Biogeneric）上市法規盡速明朗化，以降低藥價造福窮人，美國延宕多時的「生技學名藥」法案可望於近期內簽署通過，因此各大藥廠紛紛摩拳擦掌，積極規劃進入美國生技學名藥市場。

編者側記
從七虎內野手到生技研發推手

　　協助《生醫新藍海》一書採訪製作期間，國內職棒假球風波再起，一時之間，針對國內職棒的「內憂外患」議題出現許多討論。有人說球員長期只知打球，導致謀生能力不足；也有人說，球員接受教育時數不夠，導致道德觀念偏差……。

　　討論聲浪中，意外發現本書編著者李宗洲博士曾是揚名球壇的國家少棒隊「七虎少棒隊」一員。在那個全島瘋狂收看越洋轉播少棒比賽的年代裡，他曾與隊友代表遠東區參加世界少棒錦標賽，擊敗菲律賓、日本，並獲得遠東區代表權，進軍威廉波特的世界少棒錦標賽。多年後，人們談起那段棒球風光歲月依舊津津樂道，但甚少人知道，當年那個稚氣未脫的內野手已化身成為具備生技專業學識的細胞與結構生物學博士。

　　打棒球的孩子不會讀書？在李宗洲博士身上，似乎不是這麼一回事。

　　自嘉義垂楊國小畢業後，李博士進入集合棒球好手的華興中學就讀，高中轉學至省立高雄中學，後又就讀

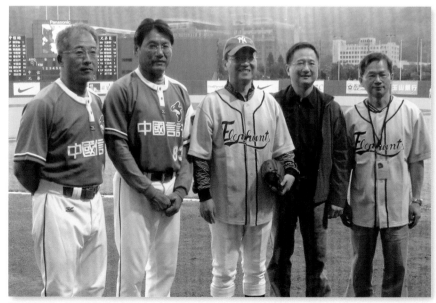

某次職棒賽，工研院院長李鍾熙（中）受邀前往開球，巧遇前往觀賽的李宗洲（右二），留下生技人與棒球人合影。右一為工研院資通所所長吳誠文，左一、二為職棒教練、李宗洲的學弟李杜宏和謝長亨。

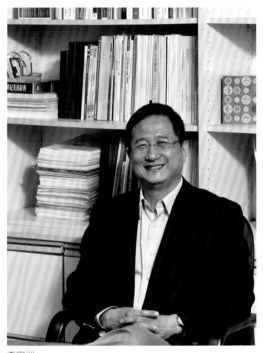

李宗洲

不認為打球與讀書無法兼顧，也不認為自己比其他球員傑出，只是一路走來，自己可能懷抱著較多的傻勁和堅持。看著時下職棒的種種問題，他除了不捨，也感嘆運動家精神的日漸式微。

談起生技，李博士話語中則是充滿期許。2001年他從美國返回台灣，並擔任政院科技顧問組生技辦公室主任，對於推動國內生技研發與產業發展不遺餘力。不管是「生技新藥產業發展條例」的推動立法，或是被列為六大新興產業發展計畫的「台灣生技起飛鑽石行動方案」，都可見到他努力不懈的身影。

東海大學生物系。大學畢業後，他前往美國深造，並拿到美國德州大學細胞與結構生物學研究所博士，曾先後在美國文安德研究中心、美國國家衛生研究院癌症研究所、美國喬治城大學醫學院任職。

談起棒球，李博士眼睛裡依舊閃著光芒。那段白天頂著太陽練球、晚上在夜燈下苦讀的日子，彷彿就像家常便飯那般理所當然。他

從名噪一時的七虎少棒隊內野手，到推動國家生技產業計畫的重要推手，現在的李宗洲博士雖然站在不同崗位上，但為國家打一場勝仗的使命感卻不曾消失。雖然放下球棒許多年了，但他還是希望秉持打棒球時團隊合作的精神與初衷，與國內產官學各界專家學者共同為台灣生技產業擦亮鑽石般的燦爛前景。

生醫新藍海 / 李宗洲編著. －－初版.
－－台北市：民視文化，2010
面； 公分

ISBN 978-957-29821-7-4(精裝)

1.生物醫學工程 2.生物技術業
3.產業發展

410.35 99005145

生醫新藍海

委辦單位	財團法人工業技術研究院
編　　著	李宗洲
撰　　文	李宗洲、謝祝芬、孫穎玫、林蓮珍
攝　　影	王毅丰、吳逸驊、洪聖飛、字耕農
資料提供 圖片提供	民視「生醫新藍海」製作小組
美術設計	潘瓊惠、洪嘉偵

∙∙∙∙∙∙∙∙∙∙∙∙∙∙∙∙∙∙∙∙∙∙∙∙∙∙∙∙∙∙∙∙∙∙∙∙∙∙

發 行 人	田再庭
出 版 者	民視文化事業股份有限公司
	地址　台北市八德路三段30號13樓
	電話　(02)2570-2570
	傳真　(02)2577-2512
製版印刷	上谷設計印刷
總 經 銷	知遠文化事業有限公司

∙∙∙∙∙∙∙∙∙∙∙∙∙∙∙∙∙∙∙∙∙∙∙∙∙∙∙∙∙∙∙∙∙∙∙∙∙∙

登 記 證	行政院新聞局台業字第1601號
初　　版	2010年5月
再　　版	2010年9月
定　　價	NT$ 300元